ACPと切っても切れないお金の話

福村雄一・大城京子
小島秀樹・西川満則 著

はじめに

この本に興味をもっていただきありがとうございます。

あなたは、医療職、介護職、福祉職、もしかしたら法律職、あるいは市民の方でしょうか。いずれにせよ、アドバンス・ケア・プランニング（ACP、通称：人生会議）に興味や疑問を持っておられる方ですよね。あるいは、この本の前作、『ACP入門 人生会議の始め方ガイド』（2020年、日経BP）の読者の方かもしれません。

この本は、初めて読む人にも、前作の読者にも、さらなるACPの広がりを考えるきっかけにしていただきたいと思っています。前作は、概論書ではなく、実践書として、多くの方から支持していただきました。その理由は、本人の「想いのかけら」である「ピース」を集めて（キャッチして）つなぐというシンプルな切り口で、臨床倫理的アプローチについても、難しい表現を介さずに実践できるような構成になっていたからかもしれません。「明日からACPを実践できる自信がついた」と、多くの方の声が寄せられました。

さて、あれから2年余り、私たちは、福祉職、法律職を、新たな執筆メンバーとして、本書を出版することになりました。将来の医療ケア選択だけでなく、将来の生活・お金選択まで含めて記載いたしました。厳密に言えば、将来の医療ケア選択について話し合うACPの枠を越えて、将来の生活・お金選択について話し合うアドバンス・ライフ・プランニング（ALP）も含めた内容です。「お金がないので、本人の希望する医療・介護ケアを提供できない」。そんな現場の方々が日夜遭遇する“あるある”事例を盛り込み、少しでもよい介入法がないかを考えました。そのため、法律用語が増え、前作と比べると、気軽に読める雰囲気は減ったかもしれません。

ただし、前作も今回の姉妹本も、基本は変わりません。誰でも、今日からでも、ACPないしはALPをはじめられる、そんな気持ちになれるような本を目指しました。心のアンテナを磨き、生活の中にちりばめられているたくさんのピースをキャッチして持ち寄り、つなぐことが重要だというメッセージが散りばめられています。

ここで、執筆メンバーの自己紹介です。

司法書士の福村雄一です。相続手続や遺言作成、後見人としての業務など、お金に関する業務を行っています。人間関係や想いを手続にすることで、本人・家族のライフをケアできる職種の1つが司法書士だと思っています。時として中心的な役割を果たす存在として支援チームに加わり、医療介護福祉職と連携を重ねることがACPにつながります。「医療介護福祉職じゃないほう」だからこそできること。こちらから手を伸ばし、手を握り返してくれる医療介護福祉職とともに、生活の場にあるピースをつなげていきたいと思います。

はじめまして。介護支援専門員（ケアマネジャー）の大城京子です。介護を必要としている方やご家族の生活の中のピースを大切に、その方の身体や環境に応じて最適な介護サービスが受けられるよう、医療ケア事業者や、市町村などとともに調整をしています。「私が死んだらこの家どうなる?」「お墓はどうする?」「お金は誰に任せればいい?」など、医療ケア以外の不安を口にされたとき、司法書士の方々と協力し合うことで、【安心をカタチ】にすることができます。患者・利用者さんを支える上で職種の壁は不要です。「医療介護福祉じゃないほう」と、「士業じゃないほう」。医療ケアの枠を越えた「じゃないほうチーム」で、患者・利用者さんのピースを大切にしたACPの実現を目指しています！

医療ソーシャルワーカー（MSW）の小島秀樹です。急性期病院でMSWとして患者・家族が抱えている様々な問題を解決するために支援をしています。意思決定支援に重点を置き、人と人、人と地域をつなぐ専門職としての自覚を持ち、患者一人を生活者として見る視点を心がけています。特に終末期の意思決定支援では患者目線に立ち、残される家族の想いも汲むことに力を注いでいます。MSWのみの単独支援ではなく多職種との連携が大事であり、それがACPにつながると考えています。

はじめまして。アラ還医師、西川満則です。この10年、ACPが広がれば、本人の意思が尊重される社会に変わる、そう信じて疑わず、寝ても覚めても、ACPに関わってきました。2年前、父を天国に送りました。そのことが、私を、今回のプロジェクトに駆り立てました。延命治療を拒否する直筆の事前指示書、父の強い意思を感じました。その不完全性ゆえに、いまだ、父の想いを遂げるに至っていない自筆証書遺言、父以上に、私自身が無念です。だから私は、大城、小島、福村とともに、この書籍を介して、ピースを大切にした、「ACPの枠を越えたACP」を皆さんに届けたいと願っています。

　最後に、日経メディカル編集部の小板橋律子さんを紹介します。小板橋さんのサポートで、この本が完成しました。小板橋さんは、西川、大城が行っているACPiece研修にも参加しながら、編集者としての視点、市民としての視点から、この本に心血を注ぎました。

　前作同様、この姉妹本は、ピースを集めて、持ち寄り、つなぐが基本になっています。福祉職、法律職の視点が加わり、生活やお金関係のピースが強化されました。明日から始められる、私にもできるACP、ないしはALPの実践書として、ぜひご活用ください。一緒に、ACPとALPを日本中に広めていきましょう。

福村雄一、大城京子、小島秀樹、西川 満則

Contents

総論

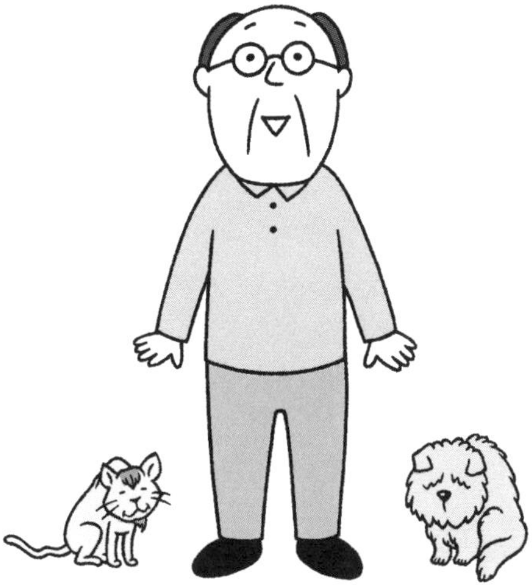

ACPって何ですか？
ALPって何ですか？

「アドバンス・ケア・プランニング（ACP）」もしくは「人生会議」という言葉を耳にする機会が増えてきました。前作の『ACP入門』でも紹介しましたが、米カリフォルニア州立大学サンフランシスコ校の医学部教授であるRebecca SudoreさんによるACPの定義について、振り返ってみましょう。

> アドバンス・ケア・プランニング（ACP）は、将来の医療ケアに関する価値観、大切にしていること、気がかり、目標、選好を理解し共有することで、あらゆる年齢または健康段階の成人をサポートするプロセスである。
>
> ACPの目標は、重篤で慢性の病気の際に、患者の表明した意思に合致したケアを人々が受けられるようにすることである。
>
> このプロセスには、人が自分の意思決定をすることができなくなった場合に、別の信頼できる人物を選んで準備し、ケアの決定を下すことが含まれる。（下線は筆者）
>
> Sudore JPSM 2017を参考に記載

Sudoreさんは、そんなふうにおっしゃっています。日本老年医学会によるACPの定義について触れてみましょう。

> ACPは将来の医療・ケアについて、本人を人として尊重した意思決定の実現を支援するプロセスである。（下線は筆者）
>
> 日本老年医学会による「ACP推進に関する提言」より

両方の定義ともに、「将来の医療ケア」についての対話が、ACPなのですね。どんな将来の医療ケアを考えるかというと、Sudoreさんは、価値観や大切にしていることや目標をふまえた将来の医療ケア、日本老年医学会は、本人を人として尊重した将来の医療ケアと述べています。

それでは、価値観ってどうやって育まれるのでしょうか？ 多くの人が大切にしていることってどんなことでしょうか？ 私たちは、家族や友人などの人間関係や、生活という人生そのものが、その答えだと考えています。

そのため私たちは、患者・利用者さんとACPについて考えるとき、将来選びたい、あるいは選びたくない医療ケアだけでなく、価値観、近しい人との関係、生活や人生そのものについてもお伺いする努力をしています。私たちは、それらを「想いのかけら（ピース）」と呼んでいます。ピースとは、患者・利用者さんがポロッ、ポロッと口にする言葉に含まれています。ACPは「人生会議」とも呼ばれますが、正式な会議ではなく、患者・利用者さんの想いが込められているピースを、日常的に集めることだと考えています。ACPのピースを聞き洩らさずキャッチするためには、感性を磨くこと（私たちは「アンテナを磨く」と表現しています）が大切です。そして、個々の患者・利用者さんのピースを大切にキャッチし、皆で集めて持ち寄りつなぐことがACPを実施する上で重要です（**図1**）。

これらは前作でも書かせていただいた内容です。その後、私たちは、ピースは大まかに4種類（医療ケアピース、価値観ピース、関係性ピース、生活［お金］ピース）に分けられると考えるようになりました。ACPを普及させるために開発された「人生100年これからゲーム」（販売：プレイケア）にもこのことは書かれています。

医療ケアピースとは、医療選択に関連するピースを指します。延命治療の選択などです。価値観ピースとは、患者・利用者さんの譲れないものなどを指し、例えば、「最期まで自宅で過ごしたい」などが含まれます。関係性ピースは家族や友人との関係性で、この関係性は「最期まで自宅で過ごしたい」という価値観ピースにも影響します。生活（お金）ピースは経済的な状況に関するピースで、お金がないので介護施設に入所できないなど、患者・利用者さんの希望を叶える上で問題となることが多いです。

患者・利用者さんの発した言葉を、「これは関係性ピースだな」「今のは価値観ピースだ」と受けとめることで、想いを整理して理解しやすくなりますし、チームでも共有しやすくなると感じています。そのように対峙していると、患者・利用者さんの気がかりの大半を占めるのが、生活（お金）ピースであることも見えてきました。ACPとしてピースをキャッチしていると、必ず生活（お金）ピースを

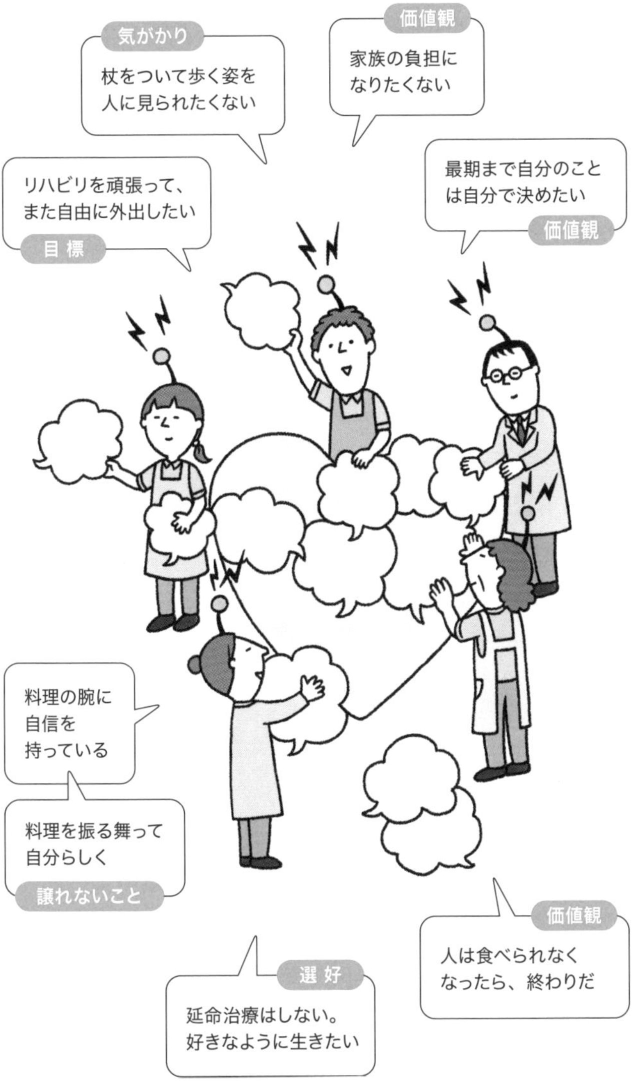

図1　ACPとは人生の物語の中にある想いのかけら（ピース）を拾い集める作業

拾ってしまうわけです。

さて次は、アドバンス・ライフ・プランニング（ALP）について考えてみましょう。「そもそも、ALPという言葉を初めて知った」という読者の方もいるかもしれません。ACPと違って、ALPには明確な定義はありませんが、日本老年医学会のACPの定義を真似て表現するなら、「将来の生活やお金について、本人を人として尊重した意思決定の実現を支援するプロセス」とでもいえるでしょうか。

ACPは医療ケアに重きを置いた考え方ですが、ALPとは生活やお金に重きを置いています。ただし、ACPを実現する上で、ALPとは切っても切れない深い関係があります。ACPとして、どこで最期を迎えたいか？　という話がありますが、それはまさに生活に関わることで、ALPでもあるからです。また、「自宅で最期まで過ごしたい」という希望があっても、自宅で最期を迎える上で必要な医療介護にはお金が必要であり、お金の話を無視してACPを実現することは不可能です。医療介護福祉職であっても、お金のことを考える必要があります。

すなわち、

ACPの実現 ≒ ACP × お金 ≒ ALP

これが、本書の主旨です。そして本書では、「ACPに関連するお金」の話をALPとして取り上げ、医療介護福祉職が知っておきたい制度や法律について解説したいと思います。

ACPの書籍なのに、なぜALPが大切なのか？

読者の皆さんは、経済的に厳しい状況だったので、将来の医療ケアを選択しないというケースに出会ったことはないでしょうか。例えば、「これ以上自分の治療にお金を使うと、自分が死んだあとの家族の生活が苦しくなるので、今後病状が悪化しても治療を受けないと意思決定する」場合などです。過去の経験としての、生活（お金）ピースをふまえて、将来の医療ケアピース（治療を選ばない）を選択しているわけです。

図2は、過去の経験から導き出される将来の選好を図にしたものです。過去の経験ピースが医療ケアピースであっても、将来の選好ピースとしては、「自分の死後の事務的対応を誰かに頼みたい」というALPとなったり、「延命治療は受けない」というACPになったりします。こうやって考えると、ACPとALPを切り離して考えることはかえって不自然なように思いませんか。

非医療的なエンド・オブ・ライフ・ディスカッション（EOLD）をすることはALP、医療的なEOLDをすることはACPと捉えてもよいかもしれませんが、患者・利用者さんの望みを真摯に叶えたいと思っている読者の皆さんは、医療選択だけでなく、非医療的なことも含めて支援したいと思われる方が多いことでしょう。でも、そのすべを知らない、また連携できる法律職を知らないというのが現状ではないでしょうか。

図2　ピースの大まかな分類とその例

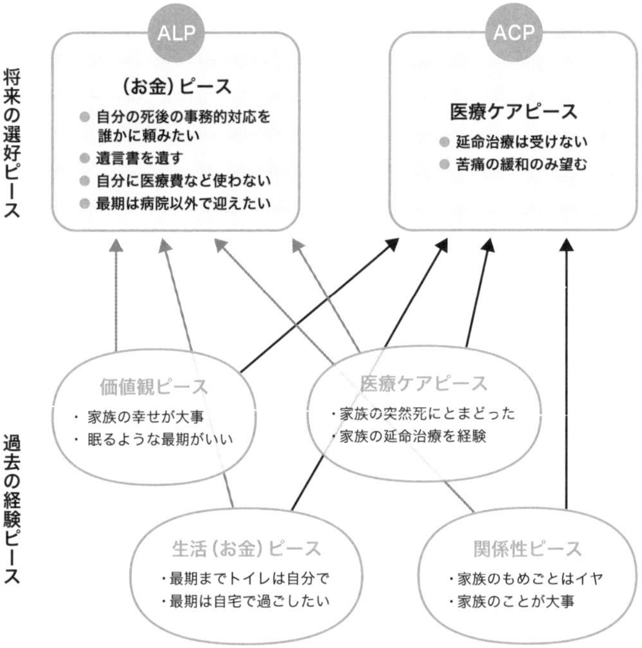

ここが
ポイント

ACPとALPは切っても切れない

エンディングノートからピース、ACP/ALPを考える

ACPとALPはピースを介して、近い関係にあることが分かりましたが、ここでエンディングノートについて触れてみましょう。

実はこの手の言葉の中で、一番、一般市民に浸透しているのは、エンディングノートや終活なんですね。一般市民の約7割の方が知っている言葉なのです。一方、ACPやALPはどうでしょう。詳細なデータはないですが、ACPで約1割、ALPはもっともっと少ない印象です。最近になって厚生労働省が先導して、ACPの愛称を「人生会議」と決め、広めようとしましたね。SOMPOケアが実施したインターネット調査では、「人生会議を知っているか」という質問に対して、「言葉を聞いたことはあるが、内容はよく分からない」「聞いたことがない」を合わせると、約85％の人が「知らない」と回答していました。普及はこれからなのですね。ここでは、一番普及している言葉だと思われるエンディングノートからACPやALPを考えてみましょう。

エンディングノートの重要テーマに、お葬式、お花をどうするか、年金・保険・相続といったお金のことをどうするかがあります。あるいは、自分に「もしも」のことがあったときの連絡先リストや、連絡

先となる家族の情報、さらには、家族の一員であるペットをどうしてほしいかもあります。自分はどんな人生を送ってきたかという自分史コーナーを設けているエンディングノートもあります。近年では、将来の医療ケアの選択について記載できるエンディングノートが増えてきました。エンディングノートは多彩なものに進化してきているようです。

一方、ACPにも歴史があります。ACPが取り上げられるようになった当初は、将来の医療ケアの選択について、リビングウィル、終末期医療における事前指示書、代理決定者を選ぶなどが主でした。しかし近年では、価値観や生活の中のピースを反映した、将来の医療ケア選択が重視されるようになっています。そのように考えると事前指示書は、ACPで話し合ったことを記載する書面、エンディングノートは、ALPで話し合ったことを記載する書面といったイメージにもなりますね。

ところで、エンディングノートの認知度は高く、知っているのは一般市民の7割でした。その一方で、厚生労働省が広報活動をしてもACPを知っている一般市民は1割程度と少ないのが現状です。勘のいい皆さんはお分かりですね。医療や介護に携わる私たちにとっては医療選択が一番の関心事ですが、一般市民の関心は医療選択だけでなく、生活にも及ぶということです。生活の中の一つの選択項目として医療選択があると言ってしまってもいいでしょう。

さて、ここからは少し真面目に、医学論文を2つ紹介します。もちろん、ACPと生活（お金）に関する論文です。

やっぱりACPって医療だけじゃないよね。世界の研究から考える

1つ目の論文は、2020年にSarahさんという方が発表したものです（Sarah N. JAMA 2020）。その内容は、近隣社会経済地位が低い地域よりも高い地域の方がACPを行う患者が多いというもの。近隣社会経済地位というのは、お金に余裕のある地域か否かを示す指標です。つまり、ACPは社会経済的に弱い地域では進みにくいというのが結論です。地域全体の社会経済は個々人と完全に相関はしないかもしれませんが、ACPと社会経済やお金はやはり関係がありそうです。

2つ目の論文は、2018年にJenningsさんという方が書いたものです（Jennings LA. J Am Geriatr Soc. 2018）。この研究は認知症の方と家族が何を望んでいるかを調査した研究なのですが、望み（将来の目標）のほとんど（84%）は医療ケアとは関係のないことでした。ACPは将来の医療ケア選択のためのものですが、患者・利用者さんにとっては、それは関心事の一部（もしかしたらほんの一部）でしかないようです。また先の論文にあるように、お金に余裕がないとACPも進めにくい。

ということで、この本では「ACPは医療選択だから、患者・利用さんのお金のことについて関わりません・知りません」というスタンスではなく、「ALPもACPもピースが大事であり、相互に影響し合っているのだから一緒に考えよう」という姿勢で、生活やACP

図3　**ACPとALPの関係を示す概念図**

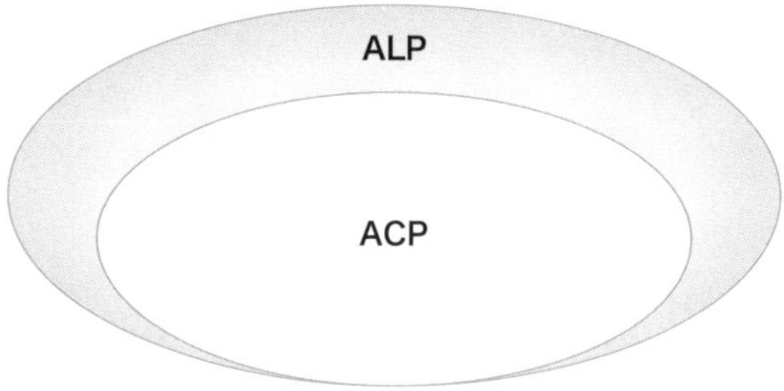

を実現するためのお金の話に踏み込みたいと思います。**図3**のようなイメージで、人生“命”会議であるACPを包括し得る概念として、人生“活”会議（ALP）を進め、患者・利用者さんの「困った」に対応するすべを学んでいきます。

「おひとりさま」の漠然とした不安をめぐる想い

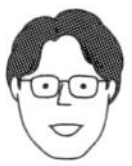
福村

「おひとりさま」という言葉をよく見かけるようになりました。相続人がいない人だけでなく、相続人や親族がいても関係が良好でない人も、おひとりさまに含まれるでしょう。

司法書士がこのおひとりさまから受ける相談の多くは、「今」と「近い将来」の自分の生活よりも、自分の「死後」の葬儀や墓守についてのものです。加えて、死後の自宅や施設の片付けや、未払金や遺産を寄付したいといった内容も少なくありません。おひとりさまの多くは、死後の手続きに関して漠然とした不安を抱えているのだと思います。

そこに法律職が相談に乗り、制度を駆使して漠然とした不安を具体的な解決事項に変えていきます。興味深いことに、死後の手続きに関する不安が解消されることでようやく、「今」と「近い将来」の生活について目を向けられるようになる方がとても多い印象を受けます。

葬儀や墓守という「死後」の不安が解消すると、「今」と「近い将来」に目が向きやすくなり、「近い将来」についての対話であるACPも実践しやすくなるのではと思うのです。死後の心配はしても、自分の判断力が低下することは考えたくないという心情もあるでしょうから、「死後」の心配事の解消が、単純にACPの実践を後押しするわけではないかもしれませんが、「死後」の準備を進める中で、信頼関係を構築するための対話は進みますので、その対話の延長線上に、「死」の前に訪れ得る「判断力低下」を受け入れ、それを想定した準備の必要性にも気付いていくのではないでしょうか。

ここがポイント

死後の話はACPにつながる！
「逆算プランニング」

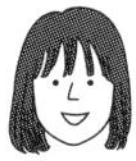
大城

「死後」から「生前」を考えるというのは、「逆算プランニング！」ですね。

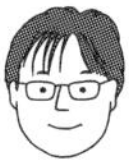
西川

「逆算プランニング」とは、面白い言葉を考えましたね。

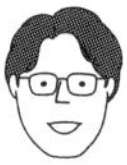
福村

いいネーミングだと思います。実は、依頼者さんとお話しする際、「〇〇さんは、あと何年くらい生きたいと思っていますか」といつも聞いています。人間永遠に生きることはできず、必ず死は訪れるわけですから、法律職も死をタブー視せず、本人が「あと〇年はこの生活を続けたい」と言う希望をお伺いした上で、その年月を希望の通りに過ごせるようライフプランを提案しています。

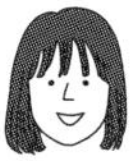
大城

不安についてもいいですか。私も「漠然とした不安」を抱えている方がとても多いと思っています。その「漠然とした不安」が生活（お金）に関連する場合は、そのピースをキャッチした医療介護福祉職から、専門家である法律職につなげることが、患者・利用者さんのトータルケアになるわけですよね。なので、どんなときに、法律の専門職につなぐとよいのか、その知識を持っておくことは大切ですよね。

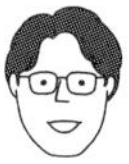
福村

そうですよね。「漠然とした不安」をよくひも解いて「具体的な不安」にできると、その不安を解消するための対策が見えてくるものです。ACP、ALPの対話というのは、この「漠然とした不安」を整理しひも解いて、「具体的な不安」にするプロセスでもあるように思います。おしゃべりしている中で、ご本人が「自分は実はここを気にしていたのか！」という気付きの瞬間を持てれば、不安も具体化されるでしょう。

あと、高齢者は長年、誰にも話していない秘密を持っているようにも思うんです。長い人生の中で、気持ちにも紆余曲折がありますよね。その紆余曲折はそう簡単には他人に話しませんよね。対話を続けることがACPでもALPでも重要視されていますが、長い人生をひも解くためには、それなりに長い対話が必要だろうと思っています。余談ですが、僕、高齢者の昔話を聞くの大好きなんです。知らないことたくさん教えてくれますよね。

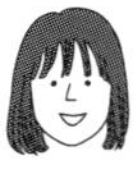
大城

そうそう、歴史の教科書に載っているようなことを実際に経験しているわけですからね。昔話はピースの宝庫ですし、私もお話をお伺いするのは大好きです。

ここが ポイント

昔話はピースの宝庫
ACPでもALPでも大事

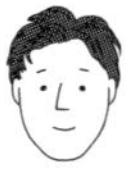
小島

病院の中で、制度や法律に強い職種はMSWです。法律職の方にサポートしてもらう体制ができれば、MSWが中心になって入院患者さんの生活（お金）の不安に対応できるようになると思います。MSWは患者さんの生活に踏み込んでいますので、ACPを実践しやすい職種だと常々思っていますが、ALPもしかりですよね。

ACPの前に立ちはだかる経済の問題

この本の読者の皆さんは、ACPに興味がある、もしくは既に職場で始められている方が多いことでしょう。

実際にACPを進めようとした際、「家族による経済的虐待が疑われる」「医療・介護費が支払えない」「本人が望む場所で最期を過ごさせたいが経済的に難しい」「遺言書を持っている」「成年後見人が必要そうだ」などなど、お金に関連する法律や制度がACPに影響している患者・利用者さんに出会ったことはないでしょうか。

経済的な問題は医療選択に大きく影響する

例えば、以下に示す事例のように、医療介護スタッフの自分としては、患者・利用者さんの経済面や家族のことは関係ないとスルーしたくても、医療選択に濃厚に影響しているため、とてもスルーできない……。そんな事例は珍しくないはずです。

　お金の問題がからみ、一筋縄ではいかない事例です。長文ですので、先に解説、ピース図、エコマップ付きジェノグラムで事例の大まかなイメージをつかんでから読んでみてください。

事例　一郎さん 82歳男性

経済的虐待もあり、良好な家族関係とはいえない。ただし、家族のお互いへの思いやりも垣間見え、最終的には、本人の望む自宅ではなく、特養への入居を選択した事例。

図A　一郎さんのピース

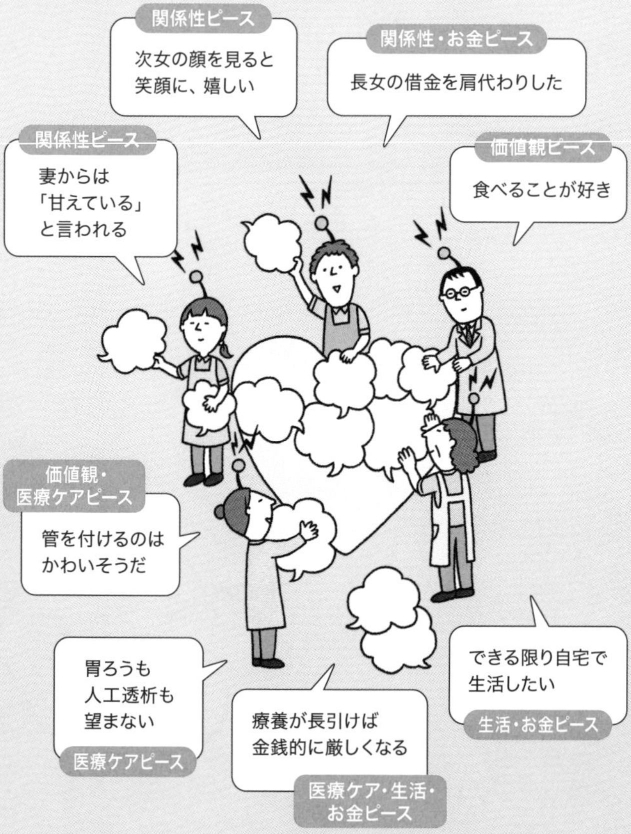

図B　一郎さんのエコマップ付きジェノグラム

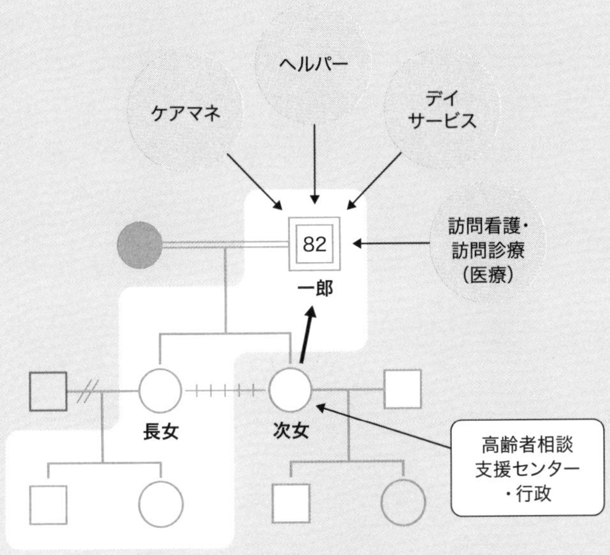

・要介護5。身体障害者手帳1級で医療費は免除。寝たきりで日常生活の全てに介護が必要

・4人兄弟の次男。子どもは1男2女。漁師をしていたが、伊勢湾台風で被災し現在の地へ引っ越し、製鉄会社に定年まで勤務。10年近く前までは元気でウサギや鳥を飼っていた。動物好き

・要介護3の妻と長女（50歳代;無職）、長女の子2人（長男;就労中、長女；無職）と持ち家（築50年）に5人暮らし。同じ敷地内に次女宅（夫、2人の子と4人暮らし）がある。長女と次女の関係性は悪い。長男は音信不通

・既往歴に脳出血があり、後遺症の歩行障害のため歩けず、

脳血管性認知症も発症。肺炎、腎障害、高カリウム血症での入院歴、虚血性腸炎での入院歴あり。数年前から誤嚥性肺炎で入退院を繰り返すようになり、在宅医療へ切り替える。当時は、最期まで自宅で過ごすことを希望していた

さて、ここからはテーマ別に深堀りしていきましょう。まずは介護についてです。

[介護力]

- 同居の長女と長女の子どもは、本人の家の2階で生活しているが、介護には一切関わっておらず、声掛けもない
- 次女が毎日、同敷地内にある自宅から本人と本人の妻の介護（おむつ交換、食事の用意と介助など）をしており、身体的・精神的な負担が大きい。次女はパートを週3〜4日、数時間している

[介護サービス]

- 一郎さん自身は、月に1度の訪問診療、週に4日のデイサービス、週に1日の訪問看護、週に1度の訪問介護を受けており、福祉用具も貸与されている
- 一郎さんの妻は、週に3日のデイサービス、週に1日の訪問看護、週に1日の訪問介護を受けている

[経済面]

- 一郎さん自身の年金は月に16万円ほど。妻の年金は月3万5000円ほどで、貯蓄なし。年金の範囲で介護保険料、食費、生活費をまかなっており、金銭的困窮がある。一時期、長女が金銭管理をしていたが、年金の使い込みがあり、現在は次女が管理している。年金の範囲内で介護サービスを組んでいるが、足りない月があり、介護サービスの支払いを数カ月滞納（医療ケア・生活［お金］ピース）している

次は、関係性ピース、価値観ピースです。

[家族との関係性と人となり]

- 器用な人で動物好き。仕事も一生懸命やってきた。次女の顔を見ると笑顔になる（関係性ピース）。食べることが好き（価値観ピース）
- 妻との関係はあまり良くない。妻は気が強く、口が悪い。寝たきりの一郎さんが介護されているのを見て、「あの人は甘えている」（関係性ピース）と話す。次女より「元々、夫婦仲は良くなかった」と聞き取る
- 長女は無職で税金を滞納中、かつ国民健康保険料も滞納している。看護師をしていたが出産を機に退職し、その後、離婚。前夫の借金や本人のギャンブル（パチンコ）好きのために、一郎さんにお金を援助されてきた（関係性ピース）。離

婚後は日雇いのパートをし、得た収入はパチンコに使っている。父親よりも母親との相性がいい

- 次女は父親のことをとても大切にしている。「本当に可愛がってくれたから」（関係性ピース）と話す。結婚し家族と同敷地内に住んでいるが、夫との関係性は悪い。「夫には外に女がいてそっちにお金を使っているから、生活費が少なくなった。だから働くしかないの」（生活［お金］ピース）と話す。長女がお金で親に苦労をかけた（関係性・生活［お金］ピース）ことや自分の夫もお金を工面したことがあり、長女には嫌悪感がある。母の介護もしているが、母親の気の強さや口の悪さから、母親に対しては冷たい対応をしている
- 長女の子ども（一郎さんの孫）は、同居の祖父母に対しては言葉を掛けることはない。次女との関係性も悪い

難しい事例ですね。経過を追ってみましょう。

［経過］

- 年に1〜2回、誤嚥性肺炎で入院するが、医療費以外の入院費（ベッド代、食事代、入院セット代）を一括で払えず、分割で支払っている
- 介護サービスは年金で支払えるように組んでいるはずが、サービス料を滞納したため、次女の金銭管理能力にも疑問が浮上し、高齢者相談支援センターへ相談

・次女は年金受給日に大量の食べ物やオムツなどを購入するが、次の受給日まで計画的に使うことができず、その結果、サービス利用料の滞納という流れになっている

・次女が介護のストレスを理由にパチンコ（医療ケア・生活［お金］ピース）に行っていることをヘルパーが聞き取っており、年金の使い込みの疑い（生活［お金］ピース）あり

・次女が用意する一郎さんの食事は、小盛りのご飯と海苔の佃煮、具なし味噌汁のみで栄養状態の低下がある（医療ケア・生活［お金］ピース）。水分摂取量も少ない。一郎さんはいつも空腹のようで、食事時に焦って食べる（生活［お金］ピース）ことが誤嚥性肺炎の再発にもつながっている

・そんな中、妻の体調が悪化し、心不全で他界する。その後は1階で独居となった

・その後、誤嚥性肺炎の入院時に担当医より「腎機能の低下がみられ、今後も悪化するようであれば、人工透析を選択肢（医療ケアピース）として考えなければならない。本人とそれらについて話し合ったことはあるか?」との説明と質問があった（その場に介護支援専門員も同席）。次女は「本人の意思は聞いていない、話したこともない。今は頭が真っ白で考えられない。食べることが大好きだし、80歳代なんてまだまだ若いから、生きてもらわなきゃ困る」（価値観ピース）と話していた。何も決められないまま、状態が回復し退院したが、一郎さん本人の意思の確認は困難な状況

妻が他界し、本人も人工透析が必要な状態となりました。ACPはどう進めたのでしょうか。

[対応]

ACPについて

入院中の担当医の話を受け、本人の意思の確認と家族の意思の確認をする必要があると考えた。訪問看護師やヘルパーからは、「長女がリンゴをすりおろしたり、食事にもう1品追加することがある」などと、長女も介護に少なからず協力しているとの情報を得て、チームで共有。長女はもともと看護師として働いていたため、介護に対する全面的な協力は無理でも、部分的な協力を得られる可能性があるため、長女の想いも確認するべきとチームで考えた

その矢先、一郎さんは再び誤嚥性肺炎を発症。発熱を認め、経口摂取困難のため在宅医の往診を依頼。そこに訪問看護師とヘルパー、介護支援専門員も同席した。在宅医からは、(1) 医療機関へ入院するか、このまま自宅で療養するかの希望確認、(2) 今後このまま次女だけでの介護は負担が大きすぎるので長女の協力も必要、(3) 今後も誤嚥性肺炎を繰り返す可能性が高く、経口摂取ができなくなった場合の選択肢を家族はどのように考えているのか――という話があり、同居の長女も加えて話し合いを行った

(1) については「金銭面の問題もあるが同じ点滴ならば、本人は自宅がいいと思う」と長女・次女ともに意向が一致し（医療ケア・生活［お金］ピース)、自宅での療養となった。しかし、療養が長引けば金銭的に厳しく（サービス料の滞納もある)、

継続できない可能性がある（医療ケア・生活［お金］ピース）と姉妹は話した

（2）について長女は「自分にできることはするが、おむつ交換などはやりたくない」と発言。しかし「次女がいない際の水分補給や見守りなどはできる」との部分的な協力には応じるとの返答があった

（3）について長女は、「私の個人的な考えだけど、食べられなくなったら、そこまでじゃないかなぁと思う。父親も胃ろうや点滴とかは望んでないかもしれないと思う」（医療ケアピース）と答えた。次女が考え込んでいる様子だったため、「もし、お父さんなら、どのようなことを考えると思いますか？ 口から食べられなくなったとき、胃ろうや点滴などを、お父さんは希望されると思いますか？」など、訪問看護師や介護支援専門員が一郎さんの意思を推定しやすいよう声掛けをした。加えて本人は食べることが大好きで、いつも「ご飯まだか？ おかわり！ うまい！うまい！」などの発言があったことを皆で共有した。すると次女は、「うん、そう。この人（父親）は、食べることが生きがいの人だった。そういえば……、昔、10年くらい前かなぁ。親戚がこの人と同じような状況になったときに『管をつけるのはかわいそうだなぁ。好きな物も食べられないなんてつらいよなぁ。俺ならやりたくないな』って話していたのを思い出した」（価値観・医療ケアピース）と発言。「その時は姉も母もいて、『じゃあ、お父さんがそういう状態になったら管をつけないようにしようね』って、あまり深く考えずに話が終わった。80歳代なんてまだ若いけど……。でも、もし食べられなくなったら、やっぱり胃ろうなどはしたくないと思う……」と、困惑の表情ながらも、本

人の想いを優先したいと話した

在宅医は、本人、家族が納得のいく選択ができるように、皆で話し合いができ、意向を確認できてよかったと伝えた。本人の意思を推定する中で、埋もれていた過去の本人のACP（胃ろうをしない選好）が浮き彫りになった。関わる家族や関係者が本人の過去からの想いをつなぎ、未来に向けての代弁者となる話し合いができたことで、多少なりとも娘たちの気持ちが楽になったようにうかがえた。また、この話し合いをICTネットワークで各関係者と共有した

この事例は経済的虐待も疑われたため、金銭管理も必要でした。どう介入したのでしょうか。

金銭管理について

高齢者相談支援センター（地域包括支援センター）と自治体の虐待防止センターの職員とともに次女を訪問し、一郎さんの年金がどのように使われているか分かるようにできないか、もしくは必要なものとその費用を具体化することで、年金内でのやりくりが容易になるのではないかと説明した。加えて、成年後見制度の利用も提案した

次女は「夫との関係が悪く夫が家に入れる生活費がかなり少ない（生活［お金］ピース）ためにパートをしているが、父の介護があるため長時間働くことができず、本人の年金を頼るときもある」と話した。入院費のローン返済とサービス料の滞納

の現状も共有し、確認した

自治体職員と次女で年金から出費の現状を把握できるようにして共有。入院費の返済金額が大きいため、病院に掛け合い、さらに分割で返済することとした。次女は、過去に長女が一郎さんの年金を使い込んでいたことを知っており、一郎さんの年金を勝手に使うことは経済的虐待に当たることを理解していたため、第三者が一郎さんと次女をサポートすることで、一郎さんの年金を次女が自分の生活に使用することはなくなった

成年後見人を設けるという選択肢については、次女は理解を示すものの、必要な費用を考えると、さらに困窮することが予想されたため、制度を使わないこととした

本人の意思を、家族や多職種で推定した上で意思決定を支援するとともに、金銭問題による生活困窮への対策を協働しつつある中、長女が脳梗塞で倒れそのまま入院となった。長女の退院を機に長女家族は全員引っ越したため一郎さんは夜間、独居となった。その後しばらくは次女が介護を続けていたが、次女が体調を崩し介護の継続が困難となったため、緊急ショートステイを利用し、そのまま特養へ入所となった

長い事例にお付き合いいただき、ありがとうございます。どんな感想をお持ちでしょうか。この事例では、本人の意思が十分ではない中、ACPのために必要なたくさんのピースが多職種で共有されています。また、本人が元気な頃にはACPなどという言葉は知られていなかったでしょう。そのような中で、長女や次女の記憶を

たどるライフレビューで、過去に語られた本人の言葉「管をつけるのはかわいそうだなぁ。好きな物も食べられないなんてつらいよなぁ。俺ならやりたくないな」から、「口から食べられなくなったら胃ろうや点滴は望まない」という医療ケアピース、「好きなものを食べられないのはつらい」という価値観ピースなど、たくさんのピースを拾った上で意思を推定し、チームの皆が共有できるまでに浮き彫りにしましたね。

ここがポイント

ライフレビューでピースを見つけ
ACPを見える化しよう

本人と家族間の関係性ピースとしては、経済的虐待が疑われるなど決して良好なものとはいえません。しかし、その中にあっても本人との折り合いは悪くとも、リンゴをすりおろしたり、食事に一品追加するなどの食事ケアを行う長女のふるまいをキャッチしたり、かいがいしく本人のケアを行っている次女であっても、次女自身の夫からの経済的虐待により、本人の年金に手を出してしまうという、善悪で割り切れないような人間の複雑な部分のピースもよくとらえていますね。

ここがポイント

虐待は悪だけど…
善とか悪とかすっきり分けられないのが人間

特に生活（お金）ピースは満載で、それがACPにおける将来の医療ケア選択に大きく影響しています。先に論文を示しましたが、経済的困窮の中にあってはACPどころではないことを如実に示す事例でしょう。

ここがポイント　**痛みが強いとACPどころじゃないのと同じで経済的困窮にあれば、やっぱりACPどころじゃない**

さらに妻の死、長女の入院、次女の体調不良による介護困難という、様々な変化がありました。その時々で、過去のACPによってつながれた本人の意思をキャッチした医療ケア選択にとどまらず、代弁者の適格性を評価し、経済的虐待の認識を共有した上での対策、滞納料金の分割返済、後見人制度の検討、緊急ショートステイなどの介護制度の利用など、様々な角度から本人にとっての最善に向けたケアが行われました。

ACPでは生活（お金）ピースを無視できない

私たちはこの事例から、ACPの範囲に収まらない、ALPも含めた、将来を見据えたケアの必要性を学ぶことができます。この事例に登場する医療介護福祉職は、素晴らしいケアをしていると思いますが、ケアをしている最中の悩みは深かったことでしょう。人生の最終段階にある人を支援するために必要な法律の知識や人的ネットワークがあれば、その悩みは和らいだ可能性があります。

take-home message

ACPでもALPでも、非医療職（ケアマネ、MSW、そして法律職）との連携が大事！

ACPとALPを比べちゃおう

司法書士などの法律専門職は、死亡した後、遺産分割などで初めて登場する職種と考えがちですが、既に先進的な方々はALPに関連するお仕事をしています。その仕事内容は、ACPと似ている部分が多々あります。法律専門職がどんなALPをしているか、医療ケアにとってなじみのある言葉と比較してみましょう。

事前指示書 VS. 遺言、エンディング（死後事務委任）

まず、事前指示書と共通点が多いのが、遺言と死後事務委任契約（エンディング）です（**表1**）。

現在ACPは対話のプロセスが大切であるということで、考えが変わってもいいので、第三者と繰り返し話し合うことの重要性が強調されています。しかし、その歴史は、事前指示書にあります。事前指示書は将来受けたい医療ケア、あるいは受けたくない医療ケアを記載するもので、いわゆるリビングウィルです。また、将来の

表1　事前指示書と遺言・エンディング（死後事務委任）の比較

	決める時期	有効となる時期	誰に託すか
事前指示書	判断力が あるとき	判断力が 低下したとき	家族 医療ケア 従事者など
遺言	判断力が あるとき	死亡後	家族など
死後事務委任 （エンディング）	判断力が あるとき	死亡後	司法書士など

有効となる
時期が違う！

医療ケアについて自分で判断することが難しくなったときに誰にどこまでゆだねるかを決めて、代理人を指定して記載することもできます。

一方、遺言と死後事務委任契約（エンディング）は、判断力があるときに作成され、いずれも本人が死亡したあとに効力を発揮します。遺言は相続に関わること、エンディングは遺言よりも広い範囲でお葬式をどうするか、家財道具や生活用品の処分など、生活に関わる部分に自分の意思を反映するための制度です。

ただし、違う部分もあります。当然ですが事前指示書は患者・利用者さんが死亡される前に用いられ、遺言や死後事務委任契約（エンディング）は死亡されたあとに利用することになります。とはいえ、いずれも患者・利用者さんの価値観や選好を汲み上げるもので、ACP同様、ピースを集めることが大切です。

ここがポイント　事前指示書も遺言もピースが大事！

尊厳死宣言書（日本尊厳死協会による）VS. 尊厳死宣言書（公正証書による）

エンド・オブ・ライフ・ケアに関わっていると、尊厳死宣言書を持っている患者・利用者さんに出会うことがあるのではないでしょうか。

医療ケアの業界で尊厳死宣言書といえば、日本尊厳死協会による尊厳死宣言書が有名ですが、公正証書として尊厳死宣言書を作成する一般市民も存在します。日本尊厳死協会の尊厳死宣言書は時代とともに改訂が重ねられ、現在は、「リビングウィル―終末期医療における事前指示書―」と、「私の希望表明書」という書面になっています。さしずめピースで表現するならば、リビングウィルは、医療ケアピースを表現する書面、私の希望表明書は、価値観・関係性・生活（お金）ピースを表現する書面といったところでしょうか。

公正証書としての尊厳死宣言書には、決まった書式はなく、依頼を受けた司法書士や弁護士という法律の専門家が作成のサポートをしています（**表2**）。

表2　尊厳死宣言書の比較

	決める時期	有効となる時期	誰に託すか	何を託すか
尊厳死宣言書（日本尊厳死協会による）	判断力があるとき	判断力が低下したとき	尊厳死協会	医療ケア選択
尊厳死宣言書（公正証書による）	判断力があるとき	判断力が低下したとき	公証人	医療ケア選択

違いは「誰に託すか」だけ

公正証書ですので「ある時点で本人がこう述べた」ことを証明するものでありますが、医療や介護の専門家が関わっていないため、将来どのような医療選択があり、その医療選択がどんな意味を持つのかまで、掘り下げて理解した上で作成されてはいないようです。本人にとって、どんな死が尊厳死かが分からなければ、公正証書として尊厳死宣言書を持っていても、医療ケア選択で悩む部分は多そうです。

しかも公正証書を作成するためには、ある程度の費用が必要です。費用をかけて公正証書として尊厳死宣言書を持ちたいという患者・利用者さんにはどんな想いがあるのでしょうか。ACPを推進する身としては対話を進め、その真意を理解したいと思います。一方、法律職側も依頼を受けてこのような書類を作成しているものの、実際の医療ケアの現場で、この書類はどんな役に立つのか？ と疑問に思うことがあるとのことです。

何らかの形で尊厳死宣言書を持っていたいという、一般市民のニーズに応えるためにも、医療介護福祉職と法律職の協働が必要でしょう。そして、ACPもしくはALPを充実させることが、一番の解決策になると私たちは考えています。

代弁者 VS. 家族信託・後見人

ACPでは本人の判断能力が失われた際に、本人の意思を推定し、本人の声を代弁し、時に本人に代わって選択する代弁者を選ぶことも大切なプロセスです。一方、ALPでは家族信託や成年後見人という制度があります。前者では、家族の誰かに財産管理を信じて託し、本人が決めた時期以降の管理を任せることができます（**表3**）。家族であっても無断で本人の預貯金を引き出すことは違法ですが、家族信託の契約を結ぶことで、本人の医療や介護のためのお金を家族が銀行から引き出して支払うなどが可能になります。

成年後見人制度には、任意後見制度と法定後見制度があり、前者は本人の判断力のあるうちに本人が後見人を指名するものです。後者は本人の判断力が低下した後に、家庭裁判所が後見人を定めます。いずれも本人の判断力がなくなったときに財産管理などを本人の代理として行える制度です。また、後見人は医療ケアの契約手続きを行うことができます。

表３　代弁者と成年後見人、家族信託の比較

	決める時期	有効となる時期	誰に託すか	何を託すか
代弁者	判断力があるとき（多少の判断力低下は可能）	判断力がなくなってから	本人が決めた人	医療ケア選択の代弁
任意後見人	判断力があるとき	判断力がなくなってから	本人が決めた人	財産管理 医療ケア手続き
法定後見人	判断力がなくなってから	判断力がなくなってから	家庭裁判所	財産管理 医療ケア手続き
家族信託の受託者	判断力があるとき	決めたときから	本人が決めた人	財産管理・運用・処分

どれも誰にどこまで託すかを決める

ここがポイント

法定後見人は本人が決めた人じゃない
医療ケアの手続きはできても代弁はできない

ただし、後見人は代弁者ではありません。あくまで手続き（医療や介護の費用の支払いなど）ができるだけで、特に法定後見人は家庭裁判所が定め、本人のことを知らない人が選任されることがあります。そのため本人の価値観や選好をよく知り本人に代わって医療ケアの選択をする代弁者にはなれません。一方、任意後見人は本人をよく知っており、本人が代弁者にも指定している場合は、任意後見人であり、代弁者と考えることができます。

ここがポイント

任意後見人が代弁者を兼ねる場合はありそう

Column

代理決定者と代弁者、何が違う？

代理決定者と代弁者の違いについて書きたいと思います。諸外国では、代理人（プロキシ）について法律で以下のように定めている国があります。「法律上定められており、本人になり代わって決定する人」。一方、法律上の定めはないものの、本人になり代わって決定する人は代理決定者（サロゲート）と呼ばれます。

日本には、代理人・代理決定者についての法律が存在しません。また、日本の文化的な背景を考慮して、代理“決定”者ではなく、代弁者（アドボケート）と呼ぶことになっています。読んで字のごとく、代理で“決定”するのではなく、本人になり代わって、本人の意思を“代弁”する役割です。

本人の意思を代弁するためには、本人をよく知っている必要があり、そのような関係性を日本は大切にしていると解釈しています。

ここが ポイント

日本人には代弁者という言葉の方がしっくりくる！？

最善のケアの実現は法律職との連携あってこそ

私たちは公正証書としての尊厳死宣言があると聞いたとき、とても驚きました。医療ケア選択の内容を知らないまま作成された公正証書を患者・家族に持参されたとしても、その言葉尻に囚われた対応をすることはできないと考えましたが、公正証書まで作成しようという想いを尊重したいとも思いました。ということで、公正証書を作成するほどの想いがある患者・利用者さんなのだから、その作成の段階で、私たち医療介護福祉職が法律職と連携できればお互いの専門性を持ち寄りつつ、患者・利用者さんにとって最善のケアを提供できるはず、と結論付けたのです。「協働しないなんてあり得ない！ もったいなさすぎる！」と強く思いました。

ただし、法律職と協働する場合、患者・利用者さんには費用が別途発生します。「患者・利用者さんにはこんな望みがあるけど、法律職に相談すると解決し得るのだろうか。とはいえ、どれくらい費用がかかるかも分からないし、ACPに詳しい法律職がどこにいるかも分からない」――。私たちの出発点はここでした。きっと読者の皆さんも、そう思われているのではないでしょうか。だからこそ、この本を手にしているはずです。

この数年、私たちは人生の最終段階に関連する制度を勉強し、それを専門とする法律職との連携方法を模索してきました。その内容を読者の皆さんと共有するのが、本書の狙いであり、共著者に司法書士の福村雄一が加わった理由です。加えて、先ほどお示しした事例のように、費用面で法律職にお願いするのが難しいケースも多いと思います。そこで貧困問題に長けているMSWの小島秀樹も共著者に加わりました。

次章からは、ケアマネジャーと司法書士とMSWの連携事例を介して、人生の最終段階に関連する制度を学んでいきましょう。加えて患者・利用者さんの中から、そのような制度を必要とする方々を見つけ出すために、どのように患者・利用者さんとの対話を深めるか（これはACPの一部でもありますね）、すなわち「ピースをキャッチする」技術も考えていきたいと思います。

忘れてはならないのは制度を学ぶ「目的」です。それは、患者・利用者さんの「願いを叶えること」。制度という「手段」を活用し、人生の最終段階にある方々の願いを叶えましょう。あなたのACPはより充実するはずです。

現場で何が
起きているか編

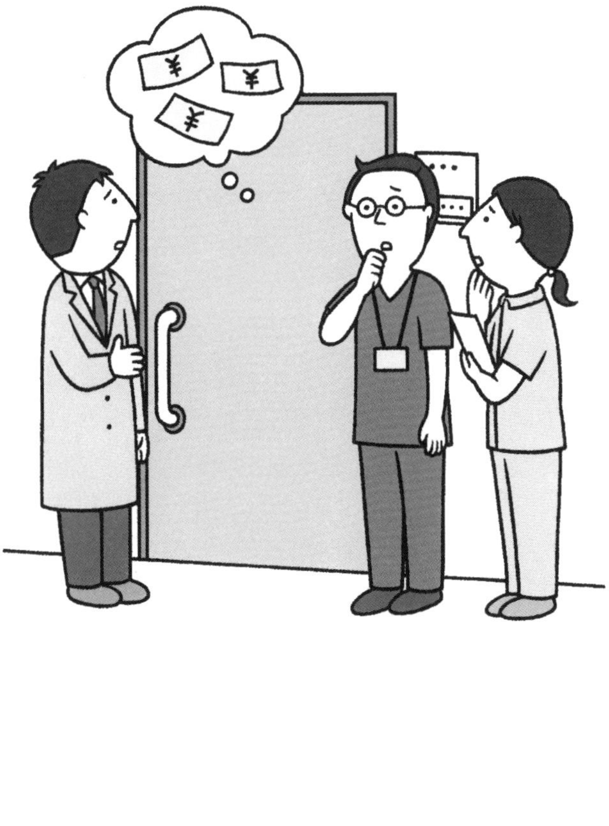

現場で何が起きているか編

病院のリアル ACPどころじゃない

ACPなどの話し合いがないまま救急外来に運ばれ、濃厚な治療を受け、多額の医療費がかかったあとに、実はお金が払えないことが判明する事例があります。ACPやALPは、そんな最期を避けるために必要といえるでしょう。

まずは、ACPもALPも行われていなかった事例を見てみましょう。二郎さんはなぜ入院を望まなかったのか、どんな関係性ピースが存在するのかを考えながら読んでみてください。

事例　二郎さん　90歳男性

周囲との関係性が薄く、経済的困窮の中、多発性骨髄腫や腎機能の悪化のため救急搬送され、本人が望まない入院を余儀なくされ、院内で急死した事例

・しゃべりにくい、声が出ない、立ち上がれないため、救急搬送された。食事も最近摂取できていなかった。来院時、明らかな麻痺は認めなかった

・採血の結果、腎機能が悪化しており、さらに脱水も認めたため入院を勧めた。しかし本人は入院したくない（「入院になりますよ」との医療職の声掛けに首を横に振り続ける）と主張。知人の説得（知人：「こんな状況で一人暮らしができるわけないじゃない。心配。何かあったら私の責任になるのは嫌。入院させてください」）により入院となった

・入院して、補液、抗菌薬投与により症状は改善。その後の検査で多発性骨髄腫や原発性アルドステロン症疑いとなる。対症療法を実施しつつ検査の結果を見ながら、治療方針を決める計画となった。しかし、入院11日目に看護師の巡視時に呼吸停止している本人を発見し、蘇生処置をしたが帰らぬ人となった

緊急入院後、少し病状が落ち着いた時点でMSW（小島）が面談を実施しました。

小島：こんにちは。病棟相談員の小島と申します。はじめまして。体調はいかがですか？［挨拶］

二郎：はぁ～（溜息）。気分は良くない。

小島：気分が良くないのですね［反復］。何か気がかりなことや不安に思うことがあるのですか？［気がかり・不安への問い掛け］

二郎：ワシは何で入院したんだ？

小島：たまたま電話をかけてくれたご友人が、二郎さんがうま

くしゃべることができない状態を気にかけて家を訪問し、自分で起き上がれない二郎さんを見て救急車を呼んだんですよ。

二郎：そうだったな……。ワシは入院したくなかったんだ。そのままほっといてくれればよかったんだ。

小島：入院したくなかったのですね 反復 。どうして入院したくなかったのですか？

二郎：入院するともう二度と家に帰れなくなるかもしれないと思ってね。一人暮らしで家を空けてきているから、誰かが勝手に入らないか心配じゃないか。あそこには亡くなった妻の遺品が置いてあるんだ。

小島：家に帰れなくなることや、空けてきた家が心配なのですね 反復 。もちろん病気が治ったら家には帰れますよ。それにご友人がちゃんと鍵をかけてきましたから大丈夫ですよ。まずは治療に専念して家に帰れるように頑張りましょう。それと、先ほど奥さんが亡くなったと言われましたけど、そのことを教えてもらっていいですか？ 深掘り

二郎：３年前にな……。今は一人だけど妻が亡くなる前はワシが世話をして２人でそれなりに細々と生活していたんだ。もし元気になったらまた家に戻りたいんだ。妻の遺品もあるしあそこが２人で暮らした思い出の場所だから。でもこんな体では家には帰れなくなりそうで怖いんだ。

小島：奥さまとの思い出深い家なのですね 反復 。それでは何とか家に帰れるように頑張りましょう。私も二郎さんが家で生活できるようにサポートします。いろいろなサービスを使いながら一人で暮らすことも考えられますので、まずは治療に専念しましょう。

二郎：分かった。

小島：今後の支援のためにも二郎さんのことをもっと深く知りたいので、いろいろお話しさせてもらってもいいですか？

了承を得る

二郎：おう。いいよ。

このような会話を経て、二郎さんから生い立ちやプロフィール、病歴などを聞き取ることができました。

ここがポイント

ACP、ALPのためのコミュニケーションスキルである、「挨拶」「反復」「相手の発するキーワードからの深掘り」「気がかり・不安への問い掛け」をこの会話から学ぼう！

【聞き取り内容】　二郎さん　90歳男性

・これまで大きな既往はなく、服用薬は降圧薬のみ。4年前に転倒し、頭部切傷

・建築業の仕事をしていた。婚姻歴はあるが離婚し、その後は内縁の妻と生活していた。内縁の妻も離婚歴があり、娘が一人いる（裕子）

・その内縁の妻が3年前に本人自宅で亡くなっているのを本人が見つけ、警察が介入する不審死事例となる。その後、心筋梗塞による死亡と診断された

・内縁の妻の死亡後は一人暮らし。地域の介入（包括支援セ

ンター や民生委員）もあり、訪問介護を週1回利用していた。内縁の妻と生活していた家に愛着を持っている

・血縁の兄（一郎）は、会社を経営しており、子どもが2人（長男：一男・長女：里子）いるが、本人がお金を借りたりしていたため、兄家族との関係性はあまり良くない

図A　二郎さんのピース

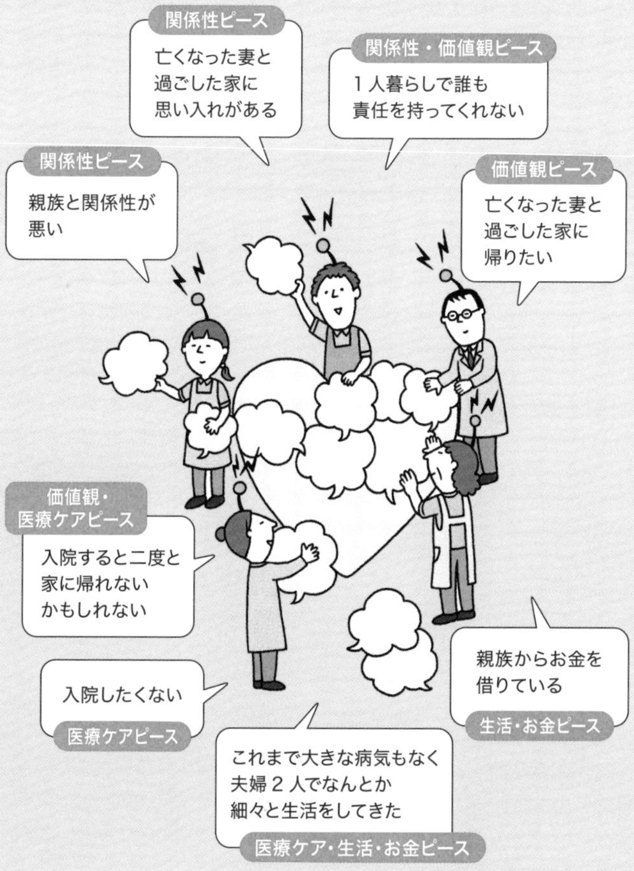

図B
二郎さんのエコマップ付きジェノグラム

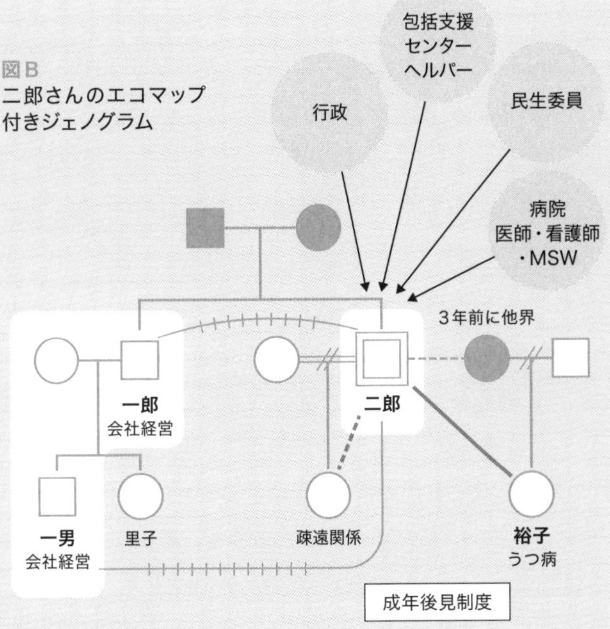

・入院・検査にもお金がかかるため知人に財産状況を確認したところ、本人の収入は年金10万円/月で非課税世帯。県営住宅に居住。高額療養費制度の対象となることから、知人に市役所に申請してもらった

二郎さんのピースは図A、二郎さんを中心とした家族関係を理解するために作成したジェノグラムに、周囲との相関関係を示すエコマップを重ねると図Bのようになった

入院誓約書の身元引受人欄には「田中裕子」と記載されていました。これは内縁の妻の長女です。

身元保証人の確認のために裕子さんに連絡したところ、「母が（3年前）亡くなってから、私、うつになってしまいました。精神科に通って服薬もしています。亡くなった母の遺品がまだ二郎さんのアパートにあるため、時々アパートに通っており、本人とは切っても切れない関係になっています。とはいえ、金銭面の援助はできません。でも本人の貯蓄が少しくらいあるはずなので、そこから出せると思います」と言われました。

甥（一男）にも連絡を取ると「昨年秋、母（二郎の兄の妻）が亡くなったが、本人は葬儀に参加しなかった。あれだけ（兄に借金をしていた）世話になっていたはずなのに。私も本人と関係性は悪く、金銭面でだまされてきました。だから保証人にはなれません。病気になってまでも私たちを頼るんですか。最後に貸した200万円を手切れ金として縁を切るように話し合いました。そうは言っても病院には迷惑はおかけできないので亡くなったら声かけてください」とのこと。

2人とも本人へ複雑な感情を抱いていることが垣間見えたが、病院への配慮からか協力を得られそうな雰囲気もありました。

急変して死亡、死後対応を親族は拒否…

そのような中、本人の状態が急変し死亡したため、再度この2人に連絡し、死後の対応を依頼しました。そこには関係性ピースがたくさんありました。

甥（一男）は「引き取りを私はしません。亡くなってもまだ私たちを苦しめるんですか。うちの会社の弁護士や司法書士に相談し引き受けないように助言をいただいています。他の家族の連絡先を知らない。娘が近くにいると聞いているから、役所で調べてもらえ！」と声を荒げて電話を切られました。

内縁の妻の長女（裕子）は「分かりました。ただ、お金は払えません。葬儀には立ち会います。ただ、今は夜なので明日高齢者相談支援センターの担当者さんと葬儀屋へ伺います」とのこと。

しかし翌日「私、精神状態が不安定になり今、精神科に来ています。葬儀場には行けません。喪主にもなれません。お金も払いません」との電話が入りました。

高齢者相談支援センターからは「裕子さんが葬儀場に来ません。葬儀屋から喪主はどうしますか、費用の説明はどうしますかと言われ続けるので市役所へ相談しましたが、市役所は親族がいるならそちらで何とかしてくださいの一点張りで話になりません」と連絡も入りました。

病院では身元引受人になる親族がいないか確認しようとしましたが、見つけることはできませんでした。保証人不在者が死亡した場合、通常、**図1**のように対応することとしています。

今回の事例は②に当てはまりますが、本人がどれほど財産を有

図1　保証人不在者が死亡した場合の対応

① 生活保護受給者の患者が死亡した場合

生活保護担当者と相談し対応 → 入院費も生活保護の医療扶助で請求

② 経済的問題がない方で引き取り手がない場合

市区町村役場の担当部署（例えば長寿課や福祉課など）に相談

ここがポイント

保証人不在者が死亡した場合、生活保護の有無で対応は異なる！

しているのか、この段階では不明なため、経済的問題があるとも考えました。そこでMSWが市区町村役場の担当者へ連絡し、「墓地、埋葬等に関する法律」の下、対応を依頼しました。同法律は第九条で「死体の埋葬又は火葬を行う者がないとき又は判明しないときは、死亡地の市町村長が、これを行わなければならない」と定めています。

葬儀は行政に依頼し、入院費用は未納のままとなりました。

＊　＊　＊

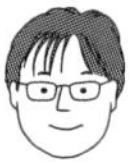

西川

すごく具体的な事例でしたね。ACPもALPも実現できないまま亡くなられたということで、ACP推進派の我々としては残念な事例ともいえますが、小島さん、このような事例はそれなりに多いのでしょうか。

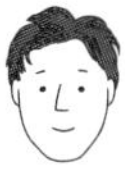

小島

そうですね。全てが難しいケースではないですが、私たちMSWが介入するケースは何かしらの問題を抱えていることが多い印象を受けます。

この事例は詳細は改変していますが、私が担当した事例であり、病院内でMSWが対応するリアルです。われわれMSWは、経済的に問題を抱えていそうな入院患者さんに注意しています。今回のように経済的な問題を抱え、急変して救急車で運ばれてくるケースでは、来院前に医療介護福祉職との接点が薄く、ACPはもちろんのことALPもまず実践できていないと思います。

この事例に対して法律職が関与したら、こうできたのではないか？　というアドバイスはありますか。

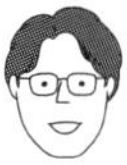

福村

これはたいへん難しい事例ですね。介入するタイミングも難しいです。まず血縁の兄がいるということで、本人が支払えなかった入院費は本人のマイナスの財産となり、本人が亡くなった場合、相続人に相続されることになります。そのため本来であれば、兄の一郎さんに請求することになります。その際、私であれば一郎さんには相続放棄（単に支払わないと宣言するのではなく、亡くなったことと自分が相続人であることを知ってから３カ月以内に家庭裁判所に対して相続放棄の申立てを行う）の選択肢も提示します。既に亡くなったあとということで、現実的にできるのは、このあたりの整理だと思います。

ここが
ポイント

マイナス財産も相続の対象！
回避するには相続放棄が必要

一方、もしも生前に二郎さんにお話しする機会があれば、幾つか選択肢を提示できると思います。われわれ法律職は「死後」の事務を担当する職種と思われているところがありますが、そうではなく生前から関わることができれば、何らかのサポートを提供できます。どんな法律的な生前サポートがあれば、二郎さんの想い（入院せず、奥様との想い出の家で過ごす）というACPを実現できたのか学んでいきましょう。

Column

「身元引受人」「連帯保証人」のリアル

病気やけがで入院・入所する際、病状説明などで「身元引受人」や「連帯保証人」が求められることが多々あります。病院や施設は、緊急連絡先、死後対応、支払い責任、身の回りの世話などのために、本人以外の“だれか”の連絡先を確保しておきたいわけです。この“だれか”とは、本人が自分の意思を表出できない“もしも”の状態になったときの“保険”のような立ち位置でしょう。

厚生労働省は「身元保証人などがいないことのみを理由に、医師が患者の入院を拒否することは医師法に抵触する」との解釈を公開し、身元保証人や身元引受人がいないという理由で患者の受け入れを拒否した場合は、医師の応招義務違反に該当するとしています。また、医療機関が求める身元保証人は、民法で定められる連帯保証人とは異なり、支払い義務を負いません。

このように法的根拠が存在しないにもかかわらず、全国の医療機関の65%が身元引受人や連帯保証人を求めているとの調査結果があります。そしてこの慣習が、高齢のおひとりさまの心配事の一つとなっています。また、そのような心配事に対応する「身元保証ビジネス」すら存在します。しかも、この身元保証ビジネスに悪徳な業者が紛れ込んでも国は取り締まれません。

●保証人問題は成年後見制度で解決できる

では、おひとりさまは入院や入所時の保証人問題にどう対応したらいいのでしょうか。国は成年後見人を有する場合、身元引受人や連帯保証人は求めないよう指導しています。そのため、やはり成年後見制度を活用することが勧められます。後見制度を活用すれば、保証人問題だけでなく財産管理や入院・入所時の事務手続きも代行してもらえます。特に任意後見制度は、もしものときのために前もって準備し、本人の意向を汲んだ支援をする仕組みですので、判断能力があるうちに任意後見人を選任しておくことが保証人問題への準備だけでなく、＋αのメリットとなります。

ただし身元引受人、連帯保証人に加え、後見人も医療同意はできないことは周知したいものです。日本では原則、本人以外は医療同意できず、家族や周囲の人間は本人の意思を推定し、その推定意思に基づいて医療介入の要否を決めることになっており、保証人であろうが後見人であろうが、それは同じです。本人を支えるチームの一員との立ち位置です。

身元引受人や連帯保証人、さらに後見人もいない状態であっても、必要な医療やケアを受ける権利が保障されています。院内や施設内のMSWなどの相談員は、その権利を保障するため様々な支援をしています。

現場で何が起きているか編

制度のリアル
ALPは契約ありき

ACPは、将来の医療ケアに関する希望を明らかにして伝えるプロセスです。一方、司法書士などの法律職は、例えば「判断能力が低下した時点で施設入所する」など、依頼主の希望するライフプランニングを前もって（アドバンス）お伺いし、カタチにした上で判断能力低下という「いざというとき」に実践します。そのため、アドバンス・ライフ・プランニング（ALP）と称しています。法律職が関わる場合、法律や制度に基づく契約として締結し、契約に沿って実行する、という流れが一般的です。

では、人生の最終段階の方に対して、司法書士などの法律職に、どのような支援ができるのかを**図1**に示します。

司法書士などの法律職は、本人の「死後」の遺産分割協議などで初めて登場する専門職と認識されているように思います。遺言執行は、法律職の大切な仕事です。ただし、「生前」に関わり、本人の想いや人間関係のピースをキャッチして、それを契約というかたちに落とし込んで、本人の希望を叶える——というALPも我々の仕事です。また、ACPとの共通点がたくさんあります。

図1　生活（お金）ピースに対応する仕組みや制度

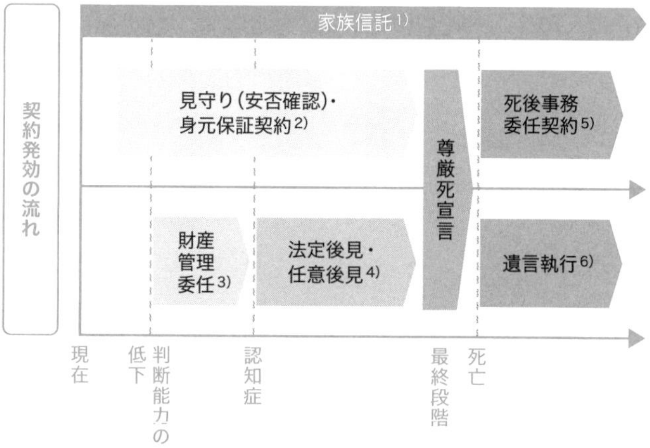

1）財産を信頼できる人に託して、管理・運用・処分してもらうよう託す仕組み
2）定期的な連絡や訪問での安否確認、緊急連絡先、身元保証
3）財産管理契約
4）認知症になった時の財産管理や契約手続き
5）葬儀や納骨、遺品整理、諸契約の解約や清算
6）遺産の承継、債務の返済

法律職の仕事の基本は「契約」で、幾つかの種類があります。本書では、本人の意思を実現するための「ツール」として、これらの制度について紹介します。ACP同様「前もって準備」することが、本人の想いを叶える上でとても大切です。

❶ ～「死後」に使う制度～「遺言」「死後事務委任」
❷ ～「生前」に使う制度～「任意後見制度」「見守り契約」「財産管理委任契約」「法定後見制度」
❸ ～「生前」も「死後」も使う制度～「家族信託」

～「死後」に使う制度～ 「遺言」「死後事務委任」

「死後」に使う制度の代表例は、遺言でしょう（70ページ）。ただし、遺言は遺産に関してのみ法的効力を有し、葬儀や埋葬などの死後の事務は、遺言の付言事項で言及しても法的な効力はありません。

ここがポイント　遺言は事前指示と似ている

死亡後に葬儀や納骨、遺品整理、契約の解約や清算が必要な人に活用してほしい仕組みが「死後事務委任」です（118ページ）。

前章で紹介された二郎さんの事例で、もし認知機能が低下する前に会えていたら、遺言書と死後事務委任契約を提案すると思います。公証人は病院に出張してくれるので、時間的な余裕があれば公正証書遺言をお勧めし、時間的な余裕がなければ自筆証書遺言をお勧めします。

そして死後事務委任契約をする際に、亡くなったあとに必要なお金の話をします。どれくらい必要であるかの話をする中で、本人の手持ちの資産がどれくらいあるかを踏み込んで聞いていき、預かり金というかたちで生前に必要な金額を預かります。また、遺言で遺言執行者に指名されていれば遺産を調査できるので、遺言執行者になり、財産調査をすると思います。

財産状況が具体的になれば、親族の対応が変わる可能性もあります。自分たちが負担しなくてもよいことが安心材料になるからです。また、葬儀などの段取りは契約した司法書士などが行い、親族への負担もなくなります。

さらに遺言の内容を実現する遺言執行者に就き、かつ死後事務委任契約で死後に事務を担う立場になることができれば、二郎さんは身寄りがない状態を脱することができます。もちろん契約なので、二郎さんが費用の支払いも含めて、契約を結ぶことに賛同することが大前提とはなります。

「死」をタブー視せず、医療ケア選択の場面で、本人の意思を尊重しようというACPが少しずつ普及していますが、それと並行して、生活（お金）の心配にも前もって対応しておくことで、人生の最終段階をより安心感のあるものにできるのではないかと考えています。

ここがポイント　遺言の実現を託すのは遺言執行者
ACPの実現を託すのは代弁者

～「生前」に使う制度～
「任意後見制度」「見守り契約」
「財産管理委任契約」
「法定後見制度」

「もしも」のときのために、前もって準備し「生前」に活用する制度の代表例が「任意後見制度」です（130ページ）。

任意後見制度は、判断能力があるうちに信頼できる人を後見人に指名し、判断力が低下したあとに本人の支援をしてもらうという制度です。ただし、任意後見制度を利用できるようになるのは、認知症などで判断力が低下した後です。

ここがポイント　想いを託されるという点で
任意後見人は代弁者と似ている

判断力は維持されていても、体の自由が効かずに外出ができないなどの場合は、任意後見制度までの“つなぎ”として、「見守り契約」や「財産管理委任契約」といった別の契約を結ぶという選択肢もあります。

「法定後見制度」も「生前」用いる制度ですが、これまで述べた制度と大きな違いがあります。それは前もって準備せず、必要に迫られて使うという点です（152ページ）。

ACPやALP的に考えると、もっと早く準備して他の制度を活用できたら、本人の想いや意向を尊重することができるのに……、と思ってしまいます。

とはいえ、法定後見制度を活用することで本人のお金の管理がうまくいき、かつ本人の身上も保護されることから、認知機能が低下したあとのセーフティーネットのような制度と解釈してもいいかもしれません。

ここがポイント
法定後見制度でもっと早く関われたらと感じるのは、認知症の人にACPするときと同じかも

～「生前」も「死後」も使う制度～ 「家族信託」

家族信託では、家族や親族の中から信頼できる人を指名して契約します。その契約の内容に沿って不動産や金銭の財産管理運用・処分をゆだねます（176ページ）。

認知機能が低下する前から契約を発効でき、本人が死亡したあとも契約を続け、財産管理を行うことも可能です。また後見制度と異なり、国の監督が入りません。国の監督なしに家族だけで大切な財産を管理していきたい場合に利用される制度です。

ここがポイント　家族信託も代弁者と似ている

＊　＊　＊

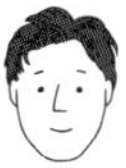
小島

福村さんは遺言をとても勧められていますが、病院のMSWの視点からすると、例えば、余命わずかな入院中の方に公証人を病院に呼んで、公正証書遺言を作成するというのは、本人に「死が近いこと」を強く認識させることにつながり、なかなか難しいように思います。余命宣告も難しいのが現状ですし……。

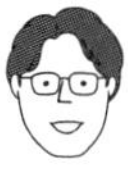
福村

全ての患者さんにお勧めするというわけではないのです。本人が気がかりを表明された場合に、こういう解決法もあるという選択肢を提示し、本人が望めばサポートするという、あくまでピースを拾った際の対応策の1つと考えていただければと思います。

実際、医療機関や施設、在宅などから、患者・利用者さんの生活（お金）の相談に乗ってほしいという依頼を受けることが、この数年増えてきました。少し前までは司法書士の出番は「死後」であり、「生前」に関わることはまずありませんでしたから、大きな変化が生じつつあると感じています。

ただACPと異なり、ALPは「契約」が必要で経費がかかります。遺言を遺すことのメリットと遺すために必要な経費を天秤にかけつつ、どの制度をどう使うかは人それぞれの判断となります。

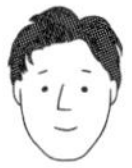

小島

そうなんですね。選択肢を提示することは大事だと思います。しかし、病院での病状告知後は、病状受容のために時間を割くことが多く、生活（お金）の心配への対応はどうしても後回しになってしまいがちです。特に余命いくばくもない方に、病状受容とお金の話を同時に進めることは患者自身や家族に強い精神的な負担を強いるからです。もちろん退院後の生活（お金）も大事なことなので病状受容後にしっかり説明していきますが、遺言の話まで行きつかない印象があります。

ここがポイント

医療介護福祉職は保険制度の中で働き
法律職は自由契約の下で活動する

制度編

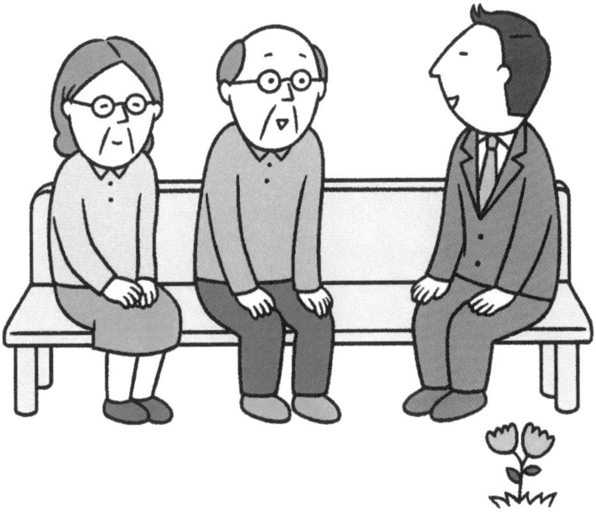

「死後」に使う －遺言－ その1

遺言は認知症の配偶者を護るALPの手段

ここがポイント

- 遺言の「ある」「ない」で異なる未来
- 子どもがいない夫婦に遺言はお勧め
- 遺言書には「公正証書遺言」と「自筆証書遺言」がある
- 遺言の付言事項で想いを伝える
- エンディングノートは気楽に書けるが法的効力なし

ACPとの共通点

ACPでもALPでも、非医療職（ケアマネ、MSW、そして法律職）との連携がとっても大事！

ACPを実践する中で、患者・利用者さんから生活（お金）の心配事を聞くことが多々あると思います。その多くは自分の「死後」への不安ではないでしょうか。「死後」の不安を解消できると、「今」や「近い将来」に目が向きやすくなるものです。

「死後」への準備の代表例ともいえる遺産相続の準備が十分できていないと、高齢ご夫婦で子どもがいない場合など、持ち家で十分な預貯金があるにもかかわらず、どちらかが先立つだけで遺された側が経済的に困窮する危険性があります。

そのため医療介護福祉職の方にも、基本的な遺産相続の流れを知っていただき、困ったことが生じ得るケースを早めに司法書士などの法律職に紹介していただければと思います。本人の希望に沿うALPの実現につながるだけでなく、医療費や介護費の支払いが滞るといった、医療介護現場での困りごと“アルアル”の予防にもつながります。

認知症の妻より先に死んだら…

事例を挙げて解説します。三郎さんは、妻の面倒をみるのが自分の役割と考えつつも、妻より先に逝くことを気がかりにする88歳の男性です。自分で何でもやりたく、人に迷惑をかけたくない。延命治療や痛いことは嫌との考えを持っています。ケアマネジャーから司法書士に相談が来たケースです。

事例　**三郎さん　88歳男性**

・心不全、高血圧症、膝関節症で内服薬治療中

・妻のアルツハイマー型認知症の進行で、身の回り全般の介護をしている

図A　三郎さんのピース

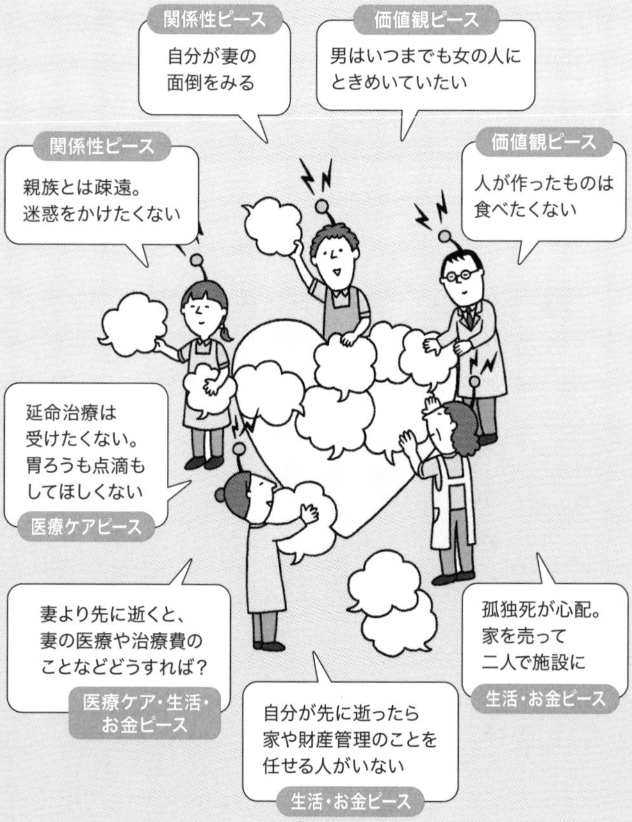

・メーカー勤めをしていた三郎さんが家計管理を全て行っており、三郎さん名義の不動産に妻、花子さん（90歳）と2人暮らし。夫婦の間に子どもはいない。推定相続人は夫（妻）とそれぞれの兄弟姉妹だが、いずれも遠方で暮らしており関係は疎遠。認知症があって意思疎通が困難な兄弟姉妹がいる

・財産はほとんどが夫名義で預貯金もかなり多い

・主な収入源は年金だが、年金のみで毎月の生活はまかなえている

・妻の介護負担が大きくなる中、自身も88歳という年齢と心不全のため、動作時の息切れや疲れやすいこともあり、「もし自分が（妻よりも）先に逝くことになったら?」という心配を

図B　三郎さんのエコマップ付きジェノグラム

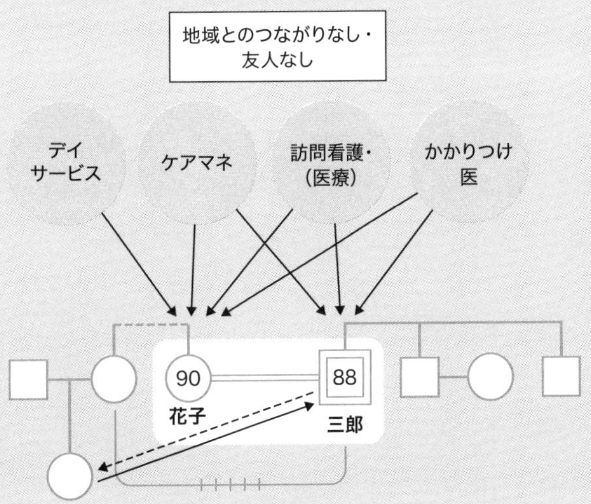

口にすることがあった。「自分が先に逝ったら家や財産管理のことは任せる人がいない」という発言を受け、「一度、司法書士に相談してみないか?」とケアマネジャーが提案し、同意する

・「最期まで自分が妻の面倒をみるんだ」と確固たる気持ちも見せ続けている

高齢で持病がありつつも夫婦二人で支え合って生活している。ただし子どもはなく、自分の兄弟姉妹も高齢で遠方に住むため、連絡はあまり取り合っていない。そんな事例は決して少なくないでしょう。持ち家も貯金も夫名義の場合、夫が先立つと妻はその財産を相続してからでなければ使用できません。また、その相続手続は煩雑で時間もかかるため、下手をすると夫の口座に十分なお金があるにかかわらず、妻は医療介護の費用が支払えなくなります。

三郎さんは、これまで家事や財産管理をしています。また、これまで何でも自分でやってきて、自分の思い通りにできていたこともあり、誰かを頼ることを拒むようなところもあります。

しかし何の対策もなく、三郎さんが花子さんより先に亡くなった場合、花子さんは三郎さんの財産を引き継ぐことができず、生活が立ち行かなくなる危険性があります。なぜなら相続が完了するまで、三郎さんの預貯金は凍結され、花子さんのために自由に使うことができないためです。

相続には3種類ある

まず、相続がどう進むかを解説します（**図1**）。遺言書があれば遺言書に基づく相続、遺言書がなければ相続人全員が協議する「遺産分割協議」による相続、遺産分割協議で決めないのであれば、「法定相続」による相続となります。

遺産分割協議は、相続人全員で協議する必要があります。三郎さん夫妻に子どもがいないため、三郎さんが亡くなったときの相続人は、花子さんと三郎さんの兄弟姉妹となります。

図1　**相続の決め方**

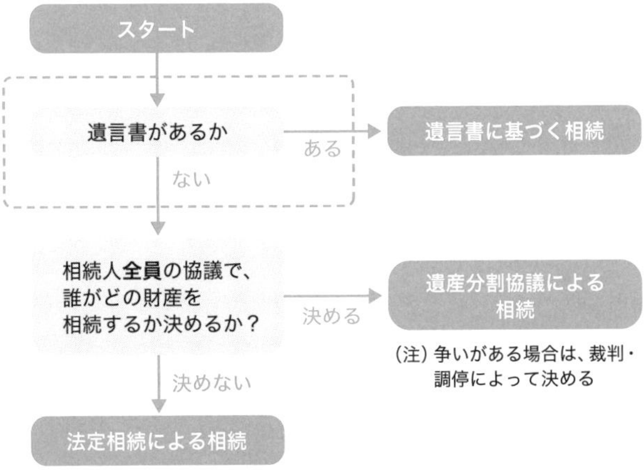

しかし花子さんには認知症があって遺産分割協議の手続きを行えない可能性があり、また、三郎さんの兄弟姉妹は遠方に居住し疎遠であり、かつ認知症のため意思決定ができない方もいます。高齢者の相続手続では、関係者も高齢であることが多く、認知機能が低下している関係者が含まれるという特徴があります。

遺産分割協議がまとまらなければ、相続の手続きができず、三郎さんの銀行口座は凍結されたままです。花子さんは三郎さんの口座から預金を引き出せない期間が長引き、生活費を補填できません。生活が成り立たなくなる危険性すらあります。介護施設に入所することにしても、その一時金など、まとまった現金をすぐに用意できないかもしれません。

遺産分割協議ができない場合は、法定相続となりますが、その場合は、花子さんが４分の3、三郎さんの兄弟姉妹が残りの４分の１を分割して相続することになります。自宅の名義が多人数による共同名義になると、先々不自由が出てくるでしょう。

そして何よりも大切にしたいのは、三郎さんは兄弟姉妹に自らの財産を渡したいと考えているのか？ ということです。そもそも三郎さんは自分が最期まで花子さんの介護をし、看取るという気持ちが強いのですが、もし万が一、三郎さんが先に亡くなった場合、護りたいと思っている花子さんの生活を護れなくなる可能性があるわけです。

＊　＊　＊

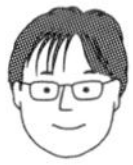
西川

三郎さんは、妻の花子さんを最期まで介護したいという想いが強いようですが、どんな言葉でそれを表現していましたか。

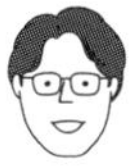
福村

認知症となった花子さんをお世話することが三郎さんの生き甲斐であり、必要とされているという存在意義になっているということを言われていました。「男はいつまでも女の人にときめいていたい」と話されたときもありました。また、どんなに家事がしんどくても「自分で作ったものを食べたい」「総菜は嫌い」「人が作ったものを食べたくない」とはっきり言われるので、人の世話になるということに強い抵抗があるのかしれません。

医療ケア選択については「いわゆる延命治療は受けたくない。胃ろうも点滴もしてほしくない」と言っています。「高齢で子どももいなくて、親族は皆、県外にいるので迷惑をかけられない」とも。花子さんについては、認知症のため現在の意思を確認することが難しいのですが、三郎さんに過去にどのようなことを言っていたかを確認したところ、「痛いことはしたくない」と言っていたと聞いています。また、代弁者として三郎さんは「痛いことが嫌いな人だから、延命治療は嫌だろう」と語っています。

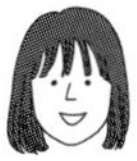
大城

ちょっといいですか。まず、遺言とエンディングノートの違いをはっきりさせたいです。エンディングノートは気楽に、自分の希望や願いを記載できるものですが、それを本当に現実するためには、何らかの法的な制度を利用しないといけないということですか。

Column

法定相続の仕組み

生前に何もしない（遺言などを残さない場合）は、相続人の範囲や法定相続分は民法で定められた内容で行われます。

【相続人の範囲】

亡くなった人の配偶者は常に相続人となります。配偶者以外の人は、**図A**の順序で配偶者とともに相続人になります。先の順位の相続人がいるときは後の順位の相続人は相続人になりません。

なお、相続放棄※した人は初めから相続人でなかったも

図A　民法で定められた相続人とそれぞれの相続分

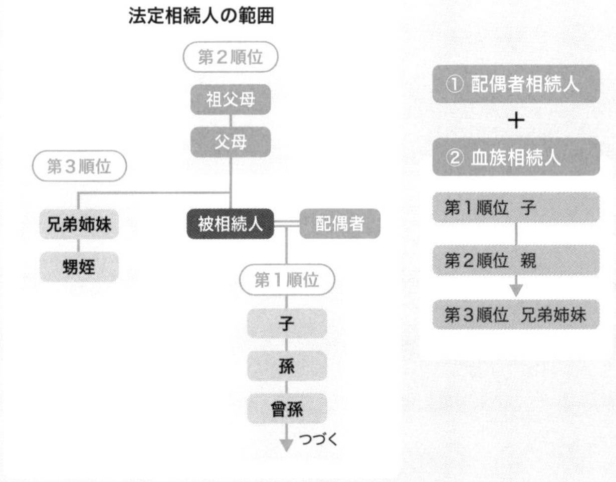

のとされます。また現在の法律では内縁関係の人は相続人に含まれません。配偶者と死別、離婚している場合もその人は相続人に含まれません。

＜第1順位＞

亡くなった人の子ども。相続開始時に子どもが既に亡くなっているときは、その子どもの子どもや孫が相続人となります。子どもも孫もいるときは、亡くなった人により近い世代である子どもが相続人となります。

＜第2順位＞

第1順位の人がいない場合、亡くなった人の直系尊属（父母や祖父母)。父母、祖父母ともに存命の場合は、亡くなった人により近い世代である父母が相続人となります。

＜第3順位＞

第1、第2順位の人がいない場合は、死亡した人の兄弟姉妹。兄弟姉妹が既に亡くなっているときは、その兄弟姉妹の子どもが相続人となります。

※ 法律が定める相続放棄では、自己のために相続の開始があったことを知ったときから3カ月以内に家庭裁判所に申述する必要がある。この申述が受理されると、その人は初めから相続人でなかったことになる。「相続を放棄します」「財産は要りません」という言葉が相続の話し合いの中で出るが、これは法的には相続放棄ではなく、遺産分割協議の話し合いの中での財産を受け取らないという意思表示となる。他の相続人と合意できれば、遺産分割協議の結論となるが、相続人であることに変わりはない。

【法定相続分】

配偶者と子どもが相続人の場合は、配偶者は２分の１、子どもは ２分の１、配偶者と直系尊属が相続人である場合は、配偶者は３分の２、直系尊属は３分の１、配偶者と兄弟姉妹が相続人である場合は、配偶者は４分の３、兄弟姉妹は ４分の１と法定相続ではその分割比率が決められています（**図B**）。なお子ども、直系尊属、兄弟姉妹がそれぞれ２人以上いるときは、原則均等に分けます（**図C**）。

図B　**民法で定められた相続人それぞれの相続分**

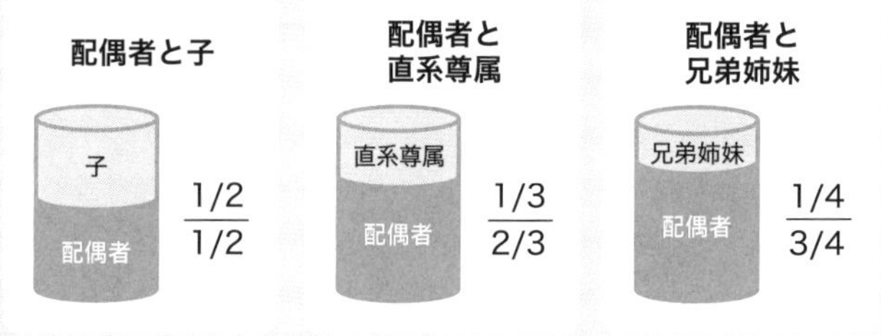

※ 同順位の血族相続人が複数人いるときの各人の相続分は原則として均等
※ 誰も相続人がいない場合、財産は【国庫】へ帰属する。

図C　**相続人が配偶者１人と子ども２人の場合の法定相続分**

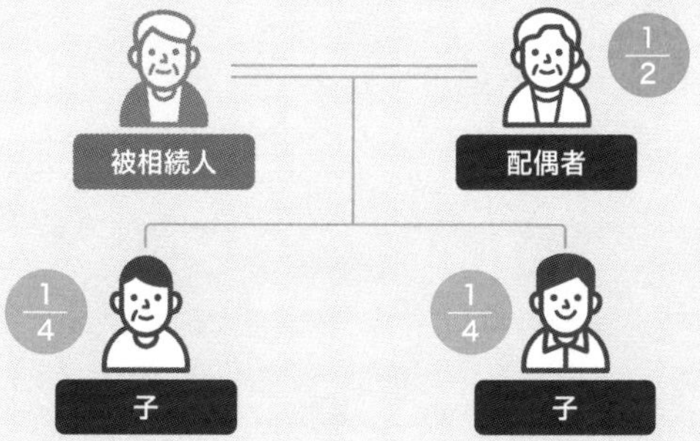

図D　**おひとりさまの場合の法定相続分**

配偶者がなく、子どももいない「おひとりさま」の場合は、兄弟姉妹で均等に分けます（**図D**）。

ただし民法に定める法定相続分は、相続人の間で遺産分割の合意ができなかったときの遺産の取り分を指し、必ずしも、この相続分で遺産分割をしなければならないわけではありません。

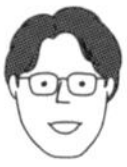

福村

そうなんです。エンディングノートはあくまでもノートの記載ですので、法的な力はありません。

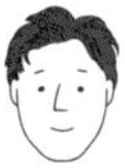

小島

あれれ、混乱してきちゃいました。ということは、エンディングノートの記載を勧めるよりも遺言書の作成を勧めた方がよいのでしょうか。

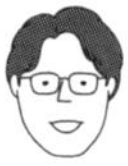

福村

エンディングノートは、あくまで自分史であり、想いを遺すものだと思います。それはそれで価値がありますが、法的な効力は持たないということです。なので、財産を誰にどれだけ相続させたいかという想いをエンディングノートに記載しただけでは、それは実行されません。お金に関連することは、遺言に記載することをお勧めしたいです。

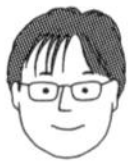

西川

ただ、相続でもめるリスクがなくて、死後のことをお願いできる親しい家族や親族がいれば、遺言や死後事務契約の必要性は下がりそうですよね。

＊　＊　＊

相続には2つの道がある

三郎さんが花子さんより先に亡くなった場合、花子さんの生活費はどうなるのでしょうか？ 家計のお財布を1つにしていても、法律上、夫婦の財産は別々の財産ですので、夫婦のどちらかが亡くなれば相続が発生します。

その相続には2つの道があります。「遺言書がある道」と「遺言書がない道」です。

遺言書とは、自らの死後に残った財産を誰にどのように分配するかを記した書面のことをいいます。これまで築いてきた財産や人間関係がダイレクトに表れますので、自分が大切にしていることや、自分が伝えたかったことを書き表す側面もあります。

遺言書がある場合、亡くなった人の財産は基本的に遺言書の内容通りに引き継がれます。特定の相続人だけに財産を残すことや、第三者に寄付することも可能です。

遺言書がない場合は、法律で決まっている相続人が法律で決まった割合で相続（＝法定相続）するか、相続人全員の話し合いによってそれぞれの実情に応じて財産を分ける（＝遺産分割協議）ことになります。遺産分割協議ができないと、三郎さんの場合は自宅の名義を花子さん単独名義にすることができません。

遺産分割協議は相続人全員で話し合う必要があり、また、相続人の中に判断能力を失った人がいる場合は、その相続人について法定後見制度を利用し、裁判所が選任した後見人がその相続人の代わりに遺産分割協議を行うことになります。また、法定後見制度の利用は、利用する人の一存では決められず、家族の協力が求められ手続きが煩雑です。さらに法定後見制度は、利用できるようになるまでに数カ月単位の時間がかかるのが一般的です。

すなわち、三郎さんのように推定相続人の兄弟姉妹に認知症がある人がいて遺産分割協議が難しいような場合は、何カ月もの間、三郎さんの財産を動かすことができなくなる可能性があります。

一方、遺言書を作成すれば、遺言書の内容にしたがって財産が引き継がれます。三郎さんが「誰に」「何を」「どこまで」「どのように」引き継ぎたいかを遺言書で明らかにすれば、基本的にその通りに進めることが可能になります。例えば「花子さんに」「自らの財産」「全てを」「相続させる」といった内容を記載すれば、妻に全財産を渡せるわけです。

さらに遺言書では、遺言書の中に書かれた手続きを実際に行う人＝「遺言執行者」を定めることができます。親族が遺言執行者になることもありますが、法律職などの専門職を遺言執行者に指定することも可能です。

【三郎さんにお勧めした具体的な対策】

・公正証書遺言の作成と遺言執行者の指名、もしくは自筆証書遺言と自筆証書遺言保管制度の利用（91ページ）
　内容：自らの財産を全て花子さんに相続させる
・任意後見契約（130ページ）
・花子さんの法定後見申立て（152ページ）

三郎さんにお勧めしたのは、公正証書遺言（**図1**）の作成と遺言執行者の指名でした。公正証書遺言は、公証役場に作成しても

図1　公正証書遺言の例

令和４年第　　　　号

遺言公正証書

本公証人は、遺言者●●●●の嘱託により令和４年□月□日本公証人役場において上記遺言者が後記証人２名立会いのもとに口述した遺言の趣旨を筆記し、この証書を作成する。

本　　旨

第1条　遺言者は、遺言者の所有する全ての財産を遺言者の妻 ▲▲▲▲（昭和〇〇年〇月〇日生、住所　大阪府大阪市中央区谷町四丁目◇番◇号。以下「妻▲▲」という。）に相続させる。

第2条　遺言者は、本遺言の遺言執行者として、妻▲▲▲を指定する。

２　遺言者は、遺言執行者に対し、本遺言を執行するため、他の相続人の同意を要することなく、不動産の登記手続、預貯金等金融資産の名義変更、解約、払戻しをする権限、及び貸金庫があるときはその開扉、解約、内容物を収受する権限、その他本遺言執行に必要な一切の権限を付与する。

３　遺言執行者は、その任務遂行に関して必要と認めたときは、第三者にその任務の全部又は一部を行わせることができるものとし、その選任については同遺言執行者に一任する。

以上

本 旨外の要件

住所　大阪府大阪市中央区谷町四丁目◇番◇号
職業　会社員
遺言者　●　●　●　●
昭和××年××月××日生

遺言者は印鑑登録証明書の提出により人違いでないことを証明させた。

住所　大阪市北区西天満4丁目3番11号　司法書士法人山西福村事務所
職業　司法書士
証人　福　村　雄　一
昭和57年9月10日生

住所　大阪市北区西天満4丁目3番11号　司法書士法人山西福村事務所
職業　司法書士
証人　□　□　□　□
昭和◎◎年◎◎月◎◎日生

上記各事項を遺言者及び証人に読み聞かせ（又は閲覧させ）たところ、各自この筆記の正確なことを承認して次に署名捺印する。

遺言者　●　●　●　●
証　人　福　村　雄　一
証　人　□　□　□　□

この証書は令和４年□月□日本職役場にて、民法９６９条第1号ないし第４号に定める方法に従って作成し、９６９条第５号に基づき、本職次に署名押印する。 大阪府大阪市北区梅田▽丁目▽番地
大阪法務局所属 公証人 ☆☆☆☆　印

らうため、法的不備はまずありません（**図2**）。また、遺言執行者を指名しておけば、遺言通りに財産を花子さんに遺せます。

ただし、花子さんは自身の財産を管理することができませんので、三郎さんが元気なうちに法定後見を申立て、花子さんの財産管理と身上保護を行う体制づくりをすることも提案しました。

三郎さんを中心に遺言に関して解説してきましたが、妻の花子さんが先に亡くなった場合についても、相続がどうなるかを考えておきたいものです。花子さんが死亡後に相続の対象となるのは、自宅の名義が夫となっているため、花子さん名義の口座の預貯金が主となりますので、三郎さんよりは遺言の必要性は下がりそうです。ただし、もしも自宅が共同名義となっている場合は、相続の対象となるので何らかの対策を立てておいた方がよいでしょう。

図2　**公正証書遺言の作り方**

① 公証役場に行き、「証人２人以上」に立ち会ってもらい、遺言者が遺言の趣旨を公証人に「口頭」で述べ、「公証人が内容を筆記」

② 公証人が筆記内容を遺言者及び証人に読み聞かせる

③ 筆記されたものを、「遺言者及び証人」が承認し、
各々が「署名・捺印」
※遺言者が署名・捺印できない状態でも、3はクリアできる

④ 「公証人」が上記手続により遺言公正証書が作成されたことを
付記して「署名・捺印」

公正証書遺言は自書できる力がなくても作成でき、法的不備はまず生じない

＜遺言書の付言事項は大切な人へのメッセージ＞

読者の皆さんにぜひ知っていただきたい遺言書の機能があります。それは「付言事項」です。遺言によって定めることが可能な事項は法律で決められており、それは財産の分け方に関することなどです。それ以外の事項（付言事項）を遺言に記載しても、それは法律上の効力を持ちません。しかし、残された人に対してメッセージを遺す機能はあります。

付言事項には内容に関する制限はなく、自由に記載できます。遺言書を作成する理由や後に残される方へのメッセージとして、これまでの人生を振り返って、どんな人生であったかを言葉にされる人もいます。感謝の気持ちや愛情といった、普段は面と向かって伝えることができないことも遺言書を媒介にすれば伝えることができます。墓守のことや、葬儀に関する意向などを記載することも可能です。

自分の人生を振り返り、自分の将来を考えることや伝えたいことは暗いことではありません。「遺言書なんて縁起でもない」と言われることがありますが、縁起でもない話は縁起でもないと思ううちにしかできません。誰しもまた明日は来ると思うものですが、交通事故や突然の病気で明日は来ないかもしれませんし、意思疎通が難しくなるかもしれません。遺言書を作成する過程で自分の死を真剣に考えることは、自分の生を真剣に考えることにつながるのではないでしょうか。

三郎さんにお勧めした具体的な対策の費用

❶ 公正証書遺言[1]の作成

専門家手数料[2] 10万円程度 + 公証役場手数料・必要書類等実費数万円 = 15万円～20万円程度が一般的

❷ 自筆証書遺言保管制度[3]の利用

専門家手数料5万円程度 + 法務局手数料3900円 = 5万5000円～

❸ 遺言執行者の遺言執行手数料

25万円～ + 実費

1）公正証書遺言

公正証書遺言の作成では、印鑑登録証明書や戸籍謄本といった本人確認、家族関係の資料、登記簿謄本や通帳といった財産に関する資料を事前に公証役場に提出する必要がある。また、証人2人の立会いが必要。法律職に公正証書遺言の作成を依頼した場合、証人をその法律職が務めることが多く、作成当日は法律職の専門家2人とともに公証役場に出向き、遺言書を作成するのが一般的。公証人の出張立会いも可能で、自宅や病院、施設で公正証書遺言を作成できる。自筆証書遺言と異なり、自書できなくても作成できるが、公証人に対して遺言の内容を伝えることができる判断力は必要。複数の資料を集め、公証役場とスケジュール調整をする必要があるため、公正証書遺言を作成するには最低でも1～2週間の期間がかかる点は注意が必要。

2）専門家手数料

法律職（弁護士、司法書士）の報酬は、医療保険や介護保険と異なり、依頼者の全額自己負担となる。ただし、一部の自治体では、後見人の報酬などに補助金を設けているところもある。手数料には相場はあるが、全国統一の報酬基準はなく、それぞれの事務所が自由に設定している。

3）自筆証書遺言保管制度

遺言者が自筆で作成した遺言書（自筆証書遺言）を法務局が保管する制度。そのため、遺言書の紛失や消失、改ざんや隠匿の恐れがなくなる。また、遺言者の死後に法務局が相続人に遺言書の保管を通知するため、遺族が遺言書の存在を知らない、もしくは認知症で覚えていないなどの場合でも効力を発揮する。遺言者の死亡後に発行を請求できる遺言書情報証明書を使って不動産の名義の書き換えや預貯金の解約などの相続手続が行える。なお自筆証書遺言は作成者の死後に家庭裁判所で検認という手続きを経る必要があるが、この制度を利用した場合は、検認の手続きが不要となる。

Column

遺産分割協議と
銀行の払出しについて

民法が改正された2019年7月1日から、遺産分割協議がととのっていない段階でも、相続人が一定額の預金の払戻しを受けられるようになりました。それまでは口座名義人に相続が発生した段階で銀行は口座を凍結し、口座名義人の預金（相続預金）が遺産分割協議の対象となる場合でも、遺産分割協議が終わるまでは、相続人単独では相続預金の払戻しを受けられないことになっていました。

そうなると、各相続人が当面の生活費や葬儀費用の支払いなどのためにお金が必要になっても預金を払戻せないことになります。そこで相続人のニーズに応えるため、同一の金融機関（同一の金融機関の複数の支店に相続預金がある場合はその全支店）からの払戻し上限を150万円とし、法律で定められた計算式で計算した額を金融機関から払戻しできるようになりました。

（計算式）

相続人が単独で払戻しできる額

=（口座・明細基準）× 1/3 × 払戻しを行う相続人の法定相続分

具体例：

相続人が長男、長女の２人、相続が開始した時点で口座が１つ、預金額が 600 万円の場合

相続人が単独で払戻しできる額

= 600 万円 × 1/3 × 1/2

= 100 万円

制度を利用するには、戸籍や印鑑登録証明書といった銀行所定の書類が必要になります。また相続関係や書類内容を確認するため､払戻しまでには一定の時間がかかります。

なお遺言書がある場合などは、この払戻し制度を利用できない場合がありますので、各金融機関に確認することをお勧めしています。

「死後」に使う -遺言- その2

遺言があれば愛犬も護れる

ここがポイント

- 自筆証書遺言は「基本ルール」を満たさないと無効のリスク
- 医療介護職と連携した自筆証書遺言の作成でトラブル回避を
- 家や土地は「不」動産、ペットは動産として相続の対象に

ACPとの共通点

遺言でもACPでも本人の人生の物語り（ピース）に根ざした意思を遺せる。違いは内容のみで、遺言は「お金」、ACPは「医療ケア選択」に関連する意思を遺す

次に紹介するのは医療ケア選択にもまして、自分が逝ったあとの愛犬のことが気がかりな、末期癌の女性の事例です。離婚のため配偶者がなく、子どもは既に他界しており、余命が非常に限られていたため、自筆証書遺言を作成して「死後」に備えました。

事例　陽子さん　70歳女性

・半年ほど前に肺癌、転移性肝癌のステージ4で予後数カ月と診断された。本人が所有する住み慣れた自宅で最期まで過ごすことを希望し、訪問診療を受けている

・離婚歴があり、長男は既に死亡。そのため、推定相続人は

図A　陽子さんのピース

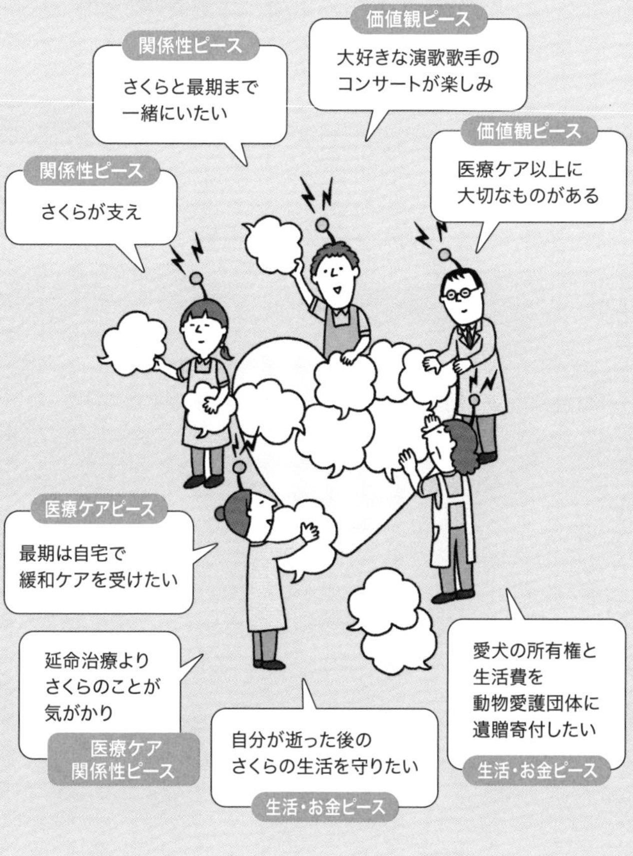

兄弟姉妹で、関係は良好だが、いずれも遠方に居住

・愛犬のさくらちゃんを亡くなった長男のように可愛がっており、自分の死後、さくらちゃんがどうなるかが気がかり

図B　陽子さんのエコマップ付きジェノグラム

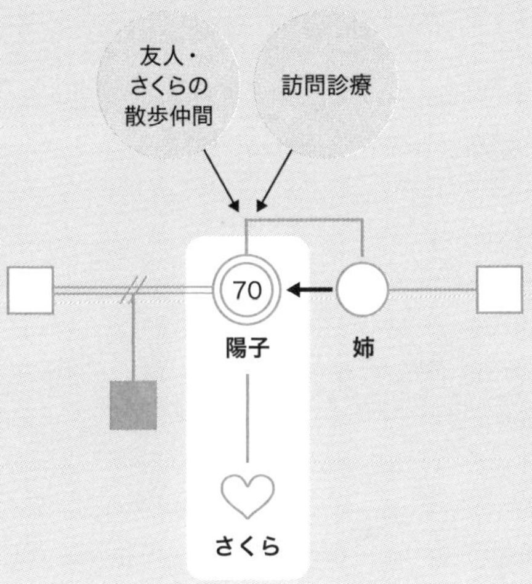

在宅療養支援診療所からの紹介で出会った方です。夫と離婚し、長男にも先立たれた陽子さんは、仕事に邁進してきましたが数年前に経営していた飲食店を閉店し、大好きな演歌歌手のコンサートに行くなど第二の人生を楽しんでいました。ところが１年ほど前から、軽い咳や全身倦怠感が続いていたようです。

陽子さんは、病院を受診しようかどうか迷いながら、なかなか受診できなかったそうです。半年前にステージ４の癌と診断され

たときは「やっぱりそうだったか」と感じられたようでした。癌のため自宅で看取った長男を診てもらった病院で診断を受けたそうですが、診断時には手の施しようがなく、陽子さんが残された時間を質問した際の担当医の答えは「数カ月かもしれない。癌に対する治療はないけれども、今後の選択肢として緩和ケアや緩和ケア病棟がある」と提案を受けました。しかし陽子さんは、担当医から説明を受ける前から、最期は自宅で緩和ケアを受けると決めていたようです。陽子さんにとって今後の医療やケアの選択以上に、もっともっと大切なものがあったからです。

「自分の死後の気がかりは、ペットのさくらちゃん」

陽子さんの気がかりは「さくらの一生」でした。自分が亡くなったあとの愛犬の生活を何とか護りたいというのが陽子さんの願いです。

ペットは家族同然となっていますが、法律的には財産の1つとされます。家や土地は「不」動産といいますよね。それに対して、犬や猫の動物は動産になります。実はパソコンやテレビなどと同じ扱いで、所有者が亡くなれば相続の対象になります。

そうすると、三郎さんの事例で紹介した相続の際の２つの道が陽子さんの選択肢となります。1つは遺言書がある道で、もう1つは遺言書がない道です。

今回の陽子さんのケースで遺言書がなかった場合はどうなるでしょうか？ 法定相続か相続人全員による遺産分割協議となります。法定相続をした場合、財産を共同所有することになりますが、犬を共同所有するのは現実的ではありません。話し合いで誰か1人が財産として引き取ることになるのが通常です。

そこで陽子さんの相続人となる方たちとお話ししたのですが、マンション住まいをしている方や動物アレルギーを持っている方など、さくらちゃんを引き取ることはできない方ばかりでした。

親族を含め、引き取り手が見つからないと、最悪の場合、殺処分される可能性があります。陽子さんもそのことを知っており、自らの体調よりも「うちの子」の将来を案じていたのだと思います。

そこで次の提案を行いました。遺言書を用いて、さくらちゃんの所有権と当面の生活費を動物愛護団体に寄付する方法です。犬も動産ですから、遺言書にその引き継ぎ先を記載すればよいわけです。もちろん遺贈を受ける相手である、動物愛護団体による遺贈の承諾も必要ですが。遺言執行者を定め、遺言執行者の手で愛犬を動物愛護団体に引き渡すこととしました。具体的には、陽子さんに万が一のことがあった場合、その日中に、さくらちゃんを動物愛護団体に引き渡す段取りとしました。

【陽子さんにお勧めした具体的な対策】

・自筆証書遺言の作成

内容：愛犬の所有権と当面の生活費を動物愛護団体に遺贈寄付し、残った財産は陽子さんの兄弟姉妹に相続させる

自筆証書遺言という選択肢

陽子さんは余命が数日という段階で相談を受けたため、時間に余裕がなく、自筆証書遺言として遺言書を遺してもらいました。

自筆証書遺言とは、全文自筆で押印があれば有効な遺言です（**図1**）。偽造変造の恐れがある、遺言者の意思判断力の低下を理由に相続人の間でトラブルが発生しやすいというデメリットが指摘されていますが（**図2**）、医療介護福祉職と連携して意思判断力を確認した上で遺言を作成してもらえば、問題は生じにくいと考えました。

自筆証書遺言は公正証書遺言と異なり、書類をそろえる必要はなく、全文と日付を自筆で書けば成立します（**図3**）。陽子さんは余命数日ではありましたが、自筆できる力があり、震える手でさくらちゃんへの想いを託す遺言を記していました。

図1　自筆証書遺言の作り方

基本ルール

- 全文自筆（代筆やパソコンは不可）
- 書いた日にちを明記。特定できる日付を書くこと
  （例；西暦●年●月●日）　※吉日は不可
- 氏名を書く
- 遺言者本人が押印

自筆証書遺言は、自書できれば紙とペンで作成できるが、基本ルールを満たさないと遺言書全体又はその一部分が 無効 となる

図2　自筆証書遺言のメリット・デメリット

メリット	デメリット
1人で作れる（証人不要）	紛失した場合、永久に人の目に触れないことがある※2
自書する力が必要※1	発見者が破棄しても誰にも分からない可能性あり※2
いつでもどこでも簡単	偽造、変造、隠匿の可能性あり※2
遺言の存在自体を誰にも知られない	詐欺、脅迫の主張がなされて、有効性に関するトラブルが発生しやすい
費用がかからない	個人が作成するため、方式や内容の不備で無効になりやすい

※1　民法が改正され、財産目録（不動産や預貯金等）については、パソコン等で作成したり、登記簿謄本や通帳のコピーを利用することが可能になった

※2　法務局による自筆証書遺言保管制度の活用で解消できる

図3　**自筆証書遺言の例**

遺　言　書

1　私は，私の所有する次の不動産を，長男甲野一郎（昭和○年○月○日生）に相続させる。

①土地
所在　○○市○○区○○町○丁目
地番　○番○
地目　○○
地積　○○㎡

②建物
所在　○○市○○区○○町○丁目○番地○
家屋番号　○番○
種類　居宅
構造　木造瓦葺2階建
床面積　1階　○○㎡
　　　　2階　○○㎡

2　私は，次男甲野次郎に対し，私の所有する預貯金の中から，現金500万円を相続させる。

3　私は，妻甲野花子に対し，1及び2に記載した財産以外の預貯金，有価証券その他一切の財産を相続させる。

4　私は，この遺言の遺言執行者として長男甲野一郎を指定する。

令和4年7月21日

住所　東京都千代田区霞が関1丁目1番1号

甲　野　太　郎

＊　＊　＊

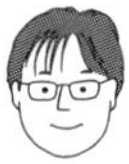

西川

陽子さんの事例は、愛犬のさくらちゃんのエピソードが印象深かったですね。在宅での緩和ケアを選択した背景には、さくらちゃんと最期まで一緒にいたいという想いがあったように思います。加えて、さくらちゃんのその後が気がかりでならない陽子さんの想いを汲んで、司法書士さんに相談した在宅療養支援診療所の担当者は、医療ケアの枠組みを越えたACP（まさにALP）を行っていたように思います。

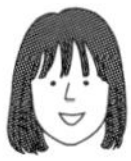

大城

陽子さんのどんな言葉から、その想いのかけら（ピース）を拾い上げたのでしょうか。とても大切なピースをうまく拾い上げ、かつ対応につないでいますよね。

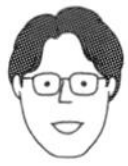

福村

そうですね。担当の訪問看護師さんより、「陽子さんは治療より、ワンちゃんや自宅その他の財産のことを気にしており、医療ケア職で肉体的・精神的苦痛を取り除くことはできても、この時点での陽子さんの苦痛を取り除けるのは司法書士ではないかと感じる」と連絡が来ました。

遺言書を作成する際の陽子さんは、子ども想いのお母さんそのものでした。氷を口にふくませることがやっとで食事もままならない状態でしたが、自分が最も大切にしている存在のために力を振り絞り、遺言書をしたためている様子が目に焼き付いています。これは推測ですが、陽子さんがさくらちゃんを子どものように可愛がっていたのは、先立った息子さんの姿を重ねていたからではないかとも思います。というのも「息子さんが亡くなったときに、さくらちゃんの存在に慰められた」と話していましたから。

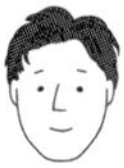
小島

自筆証書遺言について、医療介護福祉職と連携すれば遺言者の意思判断力に関して問題は生じにくいと考えたとありますが、具体的にどのような連携をしたのですか。

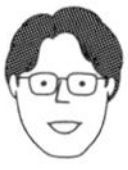
福村

医療者に判断能力があるかどうかを確認してもらった上で遺言を作成しました。高齢などで認知症がないことを示す必要がある場合は診断書を作成してもらうこともあります。陽子さんの場合は、70歳と比較的お若く末期癌であり、他の合併症はなかったので、診断書の作成まではお願いしませんでしたが、認知機能に問題がない点は担当医に確認しています。

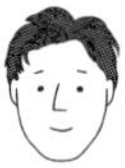
小島

前章の事例もそうですが、比較的お金を持っていないと法律職に相談できないのかと思いました。

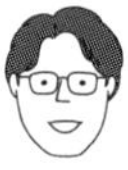
福村

今回の事例は、持ち家や預貯金があるのは事実です。本人死亡後に、その財産を家族（ペットも含む）の生活に使えるような仕組み作りをしました。とはいえ、例えば賃貸の住宅に住んでいる場合で預貯金が比較的少ない方でも、亡くなったあと周囲が困らないように仕組み作りをお手伝いすることがあります。その件は他の章で紹介します。

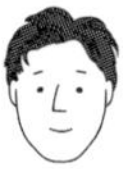
小島

お金がなくて困っている事例がたくさんありますので、続きが楽しみです。

Column

ペットの遺贈に関する参考情報

動物を遺贈する場合、種類や大きさ、年齢、病歴の有無といったことが遺贈を受けてもらえるかどうかに影響します。また、遺贈を承諾してもらった場合でも、遺贈時の生活費としての寄付金額は、犬であれば小型犬か大型犬かなどで異なります。これは犬の食事やケアで必要となる金額が異なるためで、大型になればなるほど高くなる傾向があります。また、年齢も関係します。若年の場合、寿命までの期間が長いので、生活費の総額が増えます。どの程度の額が必要かは動物愛護団体とのやり取りの中で明らかになりますが、数十万円程度は必要になると思われます。

大事なペットのその後を託し、また、生活費を寄付するわけですから、信頼できる動物愛護団体を選ぶことも大切です。どういった愛護団体が信頼できるかという明確な基準はありませんが、NPO 法人の場合などは法人の状況がインターネットで公表されているので、役員や財務状況などを確認して信頼できる団体かどうかを見極めることになるでしょう。

「死後」に使う -遺言- その3

前妻の子と後妻の子の相続問題が気になる男性

ここがポイント

- 生活（お金）ピースをキャッチしたときは、医療介護福祉チームの枠を越えて連携することが大事
- 前妻（前夫）との子どもがいる人にも遺言はお勧め
- どんなに関係性が悪くても「遺留分」は最低限保障される

ACPとの共通点

「何か気がかりなことはありませんか？」の問い掛けで患者・利用者の想いを汲み取る

先に、子どもがいない場合は遺言の作成をお勧めしたいと書きました。子どもがいる場合であっても、少し特殊な場合は遺言を作成することをお勧めしたく、そんな事例を紹介します。

まずは離婚歴があり、前妻（前夫）との子どもがいる場合です。遺産は配偶者と子で分割することになり、何年も連絡を取り合っ

ていない前妻（前夫）との子どもであっても、遺産を受け取る権利があり、法定相続の場合は遺産分割協議に参加してもらわないと相続を進められません。

例えば、四郎さんの事例では、前妻との子どもの連絡先すら知らないため、遺言を遺さないまま死亡した場合、「死後」に、前妻との子どもがどこにいるのかを探し出すことから始めなくてはならず、相続にたいへんな労力と時間を要すことが予想されます。

事例 **四郎さん　85歳男性**

自分の死後、前妻の子どもと後妻の子どもの相続問題が気がかりな、心不全が増悪傾向にある再婚男性の事例

・脳梗塞の既往があり、訪問看護、訪問介護を受けている

・数年前から慢性心不全や心房細動の悪化のため、年に数回入院することがある。糖尿病の内服薬も服用中。最近、めっきり足腰が弱くなった

・妻・安子さん（82歳）と、夫名義の家に２人で暮らしている。２人の子どもは既に独立

・四郎さんは前妻との間に子どもがいるが、そのことを知っているのは安子さんだけで、２人の子どもは自分たちに異母きょうだいがいることを知らない

・四郎さん自身も前妻、前妻との子どもと何十年も連絡を取っていない

四郎さんは、コロナ渦でいつ自分に万が一のことがあるか分からないと思うことが増えていたようです。訪問看護師が訪問した際に雑談の中で、コロナ渦でのお看取りや施設でのクラスター発生後の対応の話しになり、「家族に会えないまま火葬になるらしいね」「防護服で対応するってほんまなん?」と発言しました。また、「安子ともいつも話しとるし、延命治療も何もせんでええけど、コロナで逝くのだけは勘弁やなあ。家族と一緒におられんでなあ」と顔をしかめました。

そんなやり取りの後、「他に何か気がかりなことはありますか?」と訪問看護師が問い掛けたところ、四郎さんは「実は……」と、前妻との間に子どもがいること、自分が亡くなったあと、相続でもめないだろうかと心配していることを打ち明けたそうです。

ここがポイント

表情の変化を見落とさず気がかりを問うことで、かくれたピースをキャッチできることがある。このような隠れたピースを見落とさないよう、心のアンテナを磨こう!

訪問看護師は研修会で遺言について学んでいたので、遺言を残すことで四郎さんの気がかりが解消する可能性があると気付き、司法書士に連絡しました。

司法書士が四郎さんを訪問しお話を聞いたところ、四郎さんは前妻との子どもについて「忘れたことはないけれど、自分の子どもは安子との間の2人だけだ」と発言しました。

しかし、法律上は前妻との子どもも四郎さんの子どもであり、四郎さんが亡くなった場合、相続人となります。一切関わりたくないと思ったとしても、家庭裁判所に相続放棄の申述をしない限り、手続上、初めから相続人でなかったということにはなりません。

そのため四郎さんが死亡された後、相続を進めるためには、連絡先も知らず何十年もやり取りをしていない相手を探し出し、連絡を取り合う必要が生じます。ただし相手側も一切関わりたくないという反応を示すことが多く、遺産分割協議に非協力的な場合が多いのが現状です。

そこでまた相続の道の話になります。相続には2つの道がありました。遺言書がある道とない道です。遺言書がなければ法定相続をするか、相続人全員で遺産分割協議を行うことになります。長年連絡を取っていない相手であっても話し合いをしなければなりません。1人でも欠けた遺産分割協議は無効だからです。逆に、遺言書があれば遺言書の内容にしたがって財産が引き継がれます。

「自分の子どもは今の妻との間の子だけ」

「別れた子どものことを忘れたことはないけれど、自分の子どもは安子との間の2人だけ」と四郎さんがおっしゃったので、公正証書遺言の作成をお勧めしました。相続手続をスムーズに進めるため、実際に手続きを行う遺言執行者も指名しました。

遺言作成の過程で、四郎さんはこれまでの人生を振り返り、なぜ離婚をしたか、どんな事情があったのかをお話ししてくださいました。子ども2人も最初は驚いたそうですが、四郎さんの話を聞いて受け入れている様子でした。

【四郎さんにお勧めした具体的な対策】

・公正証書遺言の作成と遺言執行者の指名

内容：妻の安子さんと、安子さんとの2人の子どもに遺産を相続させる

＊　＊　＊

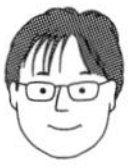

西川

前妻との間に何十年も会ったことのない子どもがいるというのは、なかなか他人に打ち明けられないことですが、どんな経緯でそのピースを拾ったのでしょうか。

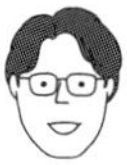

福村

四郎さんはコロナ禍の中、自分自身の死を意識し、前妻との間の子どもがいることで自分が亡くなったあとに「ややこしいこと」になるかもしれないと心配し、まず、2人のお子さんに、前妻との間に子どもがいることを打ち明けました。2人のお子さんは当初大変なショックを受けたようですが、徐々に感情的なこと以上に、相続について不安がつのっていました。そんなときに、訪問看護師に気がかりを聞かれ、お子さんがこのお話をしたそうです。

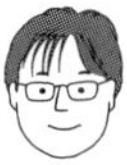

西川

訪問看護師さんが、生活（お金）ピースとして、しっかりキャッチしたということですね。四郎さんのピースをまとめると、以下となりますね。

四郎さんのピース

- 延命治療はイヤ
- 家族と一緒にいられないコロナは勘弁
- 前妻の子どものことは忘れたことがない
- 自分の大切な子どもは安子との子ども
- 前妻の子どもがいることを隠しており、自分の死後にもめるのではと気がかり

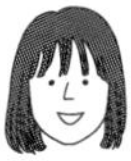

大城

信頼関係の構築に努め、患者・利用者さんの表情の変化を見落とさずに、気がかりを問うと、思わぬピース（かくれピース）を拾えることがあります。その話をちゃんと受け止めて、司法書士につないだ訪問看護師さんはえらいですね。紹介先が分からないため、医療介護福祉チームの枠を越えて連携するのは難しいですから。

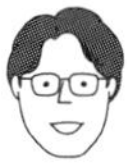

福村

そうですね。四郎さんの一番の気がかりが、「死後」の相続のごたごたでしたので、医療介護福祉職を越えて法律職に相談が来たことで、四郎さんの気がかりを解消するお手伝いができました。

＊　＊　＊

遺言があっても「遺留分」に注意を

現在、日本の離婚率は約35％といわれています。3組に1組の夫婦が離婚するわけです。子どもがいる夫婦の離婚も珍しくありません。離婚後も継続してやり取りを続ける親子もあれば、離婚後は全く連絡を取り合わない親子もいます。

全く連絡を取り合わない場合は、親子の縁が切れているとお互い思っているかもしれません。しかし本人同士の気持ちとは関係なく、何十年会っていなくても法律上は親子であり、子は親が亡くなった際、相続人になります。

そのため遺言がなければ、遺産分割協議が必要で、それが進まなければ法定相続として財産を分割相続することになります。

遺言書があれば、その内容の通りに財産が引き継がれます。相続人のうちの1人に全財産を引き継がせる内容の遺言も有効です。ただし他の相続人の生活の保障の観点から、相続人として最低限保障されるべき割合「遺留分」を権利として認めている点は留意すべきでしょう。遺留分とは法定相続人の生活保障の観点から、民法で保障されている一定割合の相続分のことです。

遺言によって法定相続で得られる額よりも少ない相続分しか与

えられなかった相続人は、「遺留分侵害額請求」をすることにより、遺言の中で遺留分を侵害している部分を金銭で支払うよう請求できます。

ドラマなどで、大富豪のワンマンな父親が父に反抗していた次男に対して「お前には一銭たりとも相続させない」「私のお金は長男の◇◇に全て相続させる」と豪語し、その通りの遺言を遺す場面があるかもしれません（えっ、観たことない？）。ドラマであれば、次男は苦労して働き、自分の力で成功してハッピーエンドになりますが（えっ、それもない？）、民法の世界では少し異なる展開が可能です。すなわち、「一銭もやらん」と言われた次男は、全ての財産を相続した長男に対して、遺留分侵害額請求をして、法定相続分の2分の1を金銭として受け取ることが可能なのです。

今回の四郎さんの場合でいえば、前妻との子ども含めて3人子どもがいる場合、法定相続では全体の2分の1を3等分した、6分の1を相続することになります。そのため遺留分侵害額請求できるのは、その半分、すなわち全体の12分の1となります。この割合に相当する遺産を金銭として請求されれば、四郎さんの家族は拒むことができません。ただし相続が開始されてから（四郎さんの死後）10年以内に請求しなければ、権利はなくなります。

四郎さんの家族は、四郎さんの死後に、四郎さんの前妻の子どもが、遺留分侵害額請求し得ること、それは、その子どもの権利であることをお伝えしました。

Column

「遺留分」とは？

民法は法定相続人の生活保障の観点から、一定割合の相続分を「遺留分」として認めています。遺留分の権利者は、配偶者、父母（父母がいなければ祖父母）、子ども（子どもがいなければ孫）です。

その割合は通常２分の１で、直系尊属（父母または祖父母）のみの場合は３分の１となっています（**図 A**）。各相続人の遺留分は、法定相続分にこれらの割合（２分の１または３分の１）をかけたものになります。なお遺留分は、兄弟姉妹には発生しません。例えば、おひとりさまが亡くなって、ペットに全て遺すと遺言した場合、兄弟姉妹は遺留分を請求できません。

図A　**遺留分とは**

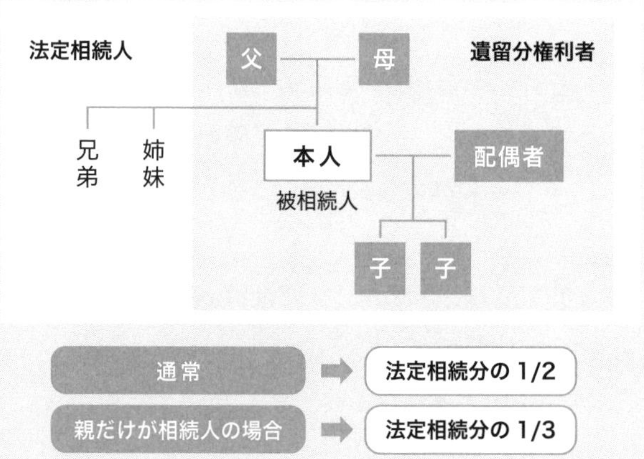

※兄弟姉妹には遺留分はない

「死後」に使う -遺言- その4

未成年の娘が気がかりな肺癌末期の若年男性

ここがポイント

- 未成年者でも相続は発生する
- 遺言により未成年者の教育に踏み込める
- 未成年者を護る未成年後見制度がある

ACPとの共通点

遺言もACPも、
あらかじめ、もしものときについて考えて備えるもの、
考えが変わってもいい

次に紹介するのは、未成年の子どもがいるケースです。

事例　五郎さん　44歳男性

- ２年前に肺小細胞癌の進行期と診断され、様々な抗癌薬治療を受けたが、十分な効果が得られなくなり、自宅マンションで在宅緩和ケアを受けながら最期の時間を過ごしている
- 妻・弘子さん（42歳）と子・春奈さん（13歳）と３人暮らし。
- 「なぜ自分が末期癌なのか」という想いがないわけではないが、最期が近いことを少しずつ受け入れてきた
- 子どもの成長を目に焼き付けておきたいとの想いから、在宅緩和ケアを受けることにした。今の気がかりは残される妻や子どもの生活
- 自宅マンションはローンを組んでおり、ローンは団体信用生命保険の特約に加入している

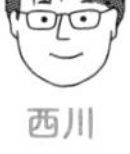
西川

若くして人生の最終段階にある事例ですね。子どもと過ごす時間を大切にしたいという想いから、在宅緩和ケアを希望している。関係性ピースが医療ケア選択に大きく影響しています。五郎さんのピースをまとめるとこんな感じでしょうか。

五郎さんのピース

- 自分がなぜ若くして末期癌なのか
- 子どもの成長を目に焼き付けておきたい
- 残される妻・弘子と未成年の子・春奈の生活を護りたい

相続人（妻と未成年の娘）との関係は良好そうですが、未成年を含む遺産分割協議は煩雑で、負担が大きそうですね。

＊　＊　＊

五郎さんのように、親が病気や交通事故で未成年の子どもを遺したまま先立つケースがあります。子どもを遺して亡くなるということは、様々な心残りがあることでしょう。かつ、それが未成年の子どもとなると、その後の成長をみることができないという想いに加え、子どものその後の生活が気がかりとなります。

五郎さんは団体信用生命保険（団信）の特約（死亡や重度障害となった場合にローン返済が免除となる）に加入していたため、五郎さんの死亡と同時に、自宅ローンの残高はなくなります。妻と子どもの住居の心配はないわけです。

それで気がかりは全て解消されるのでしょうか。今回は子どもが未成年です。未成年者であっても相続は発生し、場合によっては多額の財産を持つことになります。中学生や高校生が1000万円などのお金を相続し、そのお金を使ってしまう危険性があります。例えば、高額の契約をした場合、親権者はそれを取り消すことはできますが、お金が戻ってくる保証はありません。子どもの教育のために多額のお金を持たせたくないと考える保護者は多いのですが、何の対策も行わないと法律に従い、子どもは多額の遺産を相続してしまいます。

未成年者は成人になる18歳まで親権者の保護の下にあります。未成年者は、その利益を守るため「制限行為能力者」として、単独で有効な契約はできない存在として保護されています。

未成年者が相続人に含まれる場合であっても、遺言書がない場合は法定相続か相続人全員による話し合い（遺産分割協議）によって財産を引き継ぎます。ただし未成年者は「制限行為能力者」であり、単独では契約を結べません。通常は、親権者である親が未成年者の代わりに契約や話し合いを行います。

しかし、共同相続人である母と未成年の子が行う遺産分割協議など、未成年者とその法定代理人である親の間で利害関係が衝突する場合、特別代理人といって子どものために遺産分割協議を行う人の選任を家庭裁判所に申立てる必要があります。通常は祖父母などに特別代理人として関与してもらうことになります。

家庭裁判所に特別代理人の選任を申立てる際に、遺産分割協議書案を提出します。これは「この内容で相続する予定なので、特別代理人を選任してください」というものです。ここでは親が全ての財産を相続する内容にしたいという希望が出ることがほとんどです。

しかし未成年者保護の観点から、遺産分割協議の内容が、未成年者が相続する財産の額がその法定相続分を下回る内容の場合、その合理的な理由を家庭裁判所に対して説明する必要があります。合理的な理由として認められない場合は、遺産分割協議の内容の修正を裁判所から指示されます。

これらのやり取りに通常は数カ月以上必要となり、例えば妻が専業主婦で収入がないと、残された家族は経済的に困窮しかねません。口座の名義人が死亡したことを知った段階で、銀行はその口座を凍結するからです。

一方、遺言書があれば、遺言書の内容通りに財産が引き継がれます。生命保険や健康保険、自動車保険の弁護士特約といった、いざというときの備えがあり、この特約を使って遺言書を作成できます。

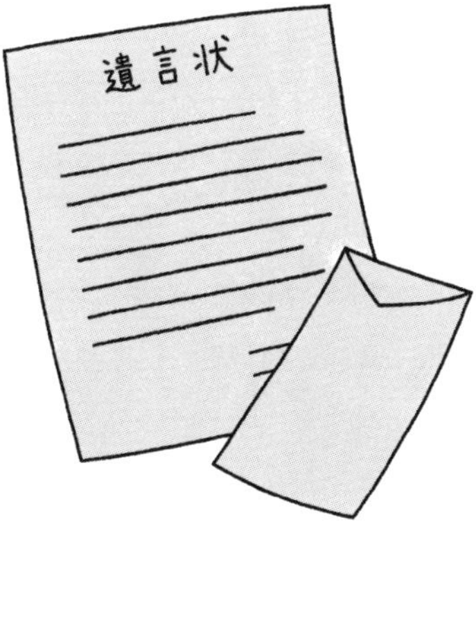

五郎さんのケースは、自筆証書遺言の仕組みを使えば費用をかけることなく、遺言書を作成することも可能です。妻の健康に問題がなく、遺言を遺していることを妻と情報共有しておけば、自筆証書遺言で相続の内容を示すのみで十分でしょう。もしも一人親で、未成年の子どもが遺されるという場合は、公正証書遺言を作成した上で遺言執行者を指定することをお勧めします。

【五郎さんにお勧めした具体的な対策】

・自筆証書遺言の作成

内容：未成年の子どもの教育の観点から、妻にのみ財産を相続させる

成年後見制度という言葉を聞いたことがある方も多いと思いますが、実は未成年後見制度という制度もあります。これは親権者がいなくなった未成年者を保護するための制度で、未成年後見人が親権者の代わりに未成年の子を身上監護し、財産管理を行います。

親権者がいなくなったときとは、具体的には両親が２人とも死亡した場合や、両親が離婚して親権を有する親が死亡した場合などです。離婚をして１人親家庭になった後、その親が亡くなっても元夫（元妻）の親権は自動的には復活しません。

未成年後見人を決めるには、未成年者本人や未成年者の親族が家庭裁判所に対して未成年後見人の選任を申立てる必要があり

ます。未成年後見人は親権を持たない元夫（元妻）や祖父母など、誰でも指定できます。また、遺言書で未成年後見人を指定することも可能です。未成年後見人は親権者同様、未成年者の監護、教育、住居の指定などについて、親権者と同じ権限と責任を持ちます。未成年者に財産がある場合には、その財産を管理し、未成年者の代理人として財産の売買などの行為をします。未成年後見人の任務は、未成年者が18歳の成人になると終了します。

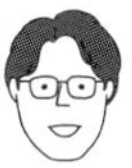
福村

五郎さんのようなケースに、司法書士が生前から関われるようになったのはつい最近のことです。それまでは亡くなった後の手続きで関わるのが一般的でした。亡くなった後に関わるということは相続が発生してからなので、生前の想いを汲み取ることは不可能な段階です。

医療介護福祉職から「何らかの対策が必要では？」と紹介いただけると、五郎さんの想いを遺言に込めることをお手伝いできるようになります。

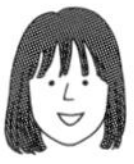
大城

「あらかじめ、もしものときのために」というのはACPと似ていますね。

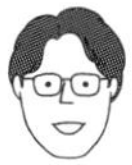
福村

そうなんです。遺言はACPと似ています。五郎さんのケースは予後があまり長くないので、書き直すことはできませんでしたが、「考えが変わってもいい」というのも、ACPと同じだと思います。遺言も、考えが変わった段階で書き直すことができますので。

「死後」に使う －死後事務委任－

「住み慣れた我が家（賃貸）で最期を」は大家に迷惑？

ここがポイント

- 死亡届は誰でも出せるわけじゃない
- 死後事務委任は、名前の通り「死後」に効力を持つ制度
- 任意後見制度とセットで使うと安心
- ACPの定番「迷惑をかけたくない」にはそれなりの対価が発生する

ACPとの共通点

「住み慣れた我が家で最期まで」に潜むピットフォールに備えよ

「死亡」後の心配事。それは、遺産相続だけではありません。そもそも死亡直後の様々な手続きが終わらなければ、相続の話も始まらないのが一般的でしょう。

例えば「死亡届」。おひとりさまの死亡届は誰が出すのでしょうか。「友人に出してもらえばいい」。そう考えている患者・利用者さ

んがいたら要注意です。実は死亡届は誰でも提出できるわけではなく、親族や同居者という生活を共にする人たち、または住居を管理する人たち（家主、地主、家屋管理人、土地管理人など）、もしくは後見人（保佐人、補助人、任意後見人、任意後見受任者）しか提出できません。

ということで「死後」の様々な手続きを家族や親族に一切頼みたくないという、おひとりさまの場合、死亡届の提出をはじめとする死後の様々な手続きなどをどうするかを考えておく必要があります。

まず死亡届については、任意後見人や法定後見人が選任されていれば解決します。ただし成年後見制度は本人の判断能力を補完するもので、サービスの提供は基本的に「生前」のみです。死亡届の提出はしてもらえますが、葬儀やお墓の管理をお願いできません。死亡届の提出を最後に、その契約は解消されると考えれば分かりやすいでしょう。

そのため、もしも葬儀やお墓の管理、様々な料金の清算などを誰かに託したいという場合は、成年後見制度とは別に死後事務委任（エンディング）の契約が選択肢となります。

死後事務委任とは、本人が亡くなった「後」の事務手続を委任する制度です。誰に何をどこまでやってほしいかを書面にして遺します。遺言は、財産をだれにどれだけ遺すかを示すものですが、死後事務委任では葬儀の手続きや、お墓のことなどを委任できます。司法書士などの法律職だけでなく、親族や友人などにお願いすることも可能です。ただし死後事務を委任された「死後事務受任者」は、後見人と異なり死亡届は提出できません。そのため、任意後見契約とセットで契約することをお勧めしています。

「死後」が気がかりな大腸癌末期のおひとりさま

まず、事例です。恵子さんは、大腸癌末期の72歳。長男の自死をきっかけに長女・次男との関係が悪化し、「誰にも連絡せず、賃貸アパートで最期を迎えたい」と希望しつつも、自分の死後に「大家さんに迷惑をかけるのではないか」と気がかりな女性です。

事例 **恵子さん　73歳女性**

- 大腸癌の末期で、自宅で緩和ケアを受けている
- 賃貸アパートで独居
- 同じアパートの別室の高齢者が死亡後発見され、警察が来るなどの騒ぎになったことをきっかけに「いつか自分もそうなるかもしれない」と思い、訪問看護師に気がかりとして伝え、司法書士を紹介された
- 子どもはいるが連絡を取り合っていない
- 恵子さんは「自分の財産は少ないけれど他人様に迷惑をかけて死ぬことはしたくない」と、自分が死亡した後50万円

を大家さんに渡せるように準備しており、そのお金で死亡後の手続きや支払いなども大家さんにお願いしようと思っている。ただし「足りるかな？」と心配しており、「人間、死ぬにもお金がかかるよねと最近つくづく思う」とも言う

・入る墓もないからどこかの合同墓地に入れればいいと思いつつも、「死ぬにはいくらお金がかかる？」と疑問に思っている。本当は自分の孫の成長を見たかった。でも、自分の財産は子どもたちに引き継いでもらいたいとも思わないし、自分が死んだことを連絡しないでほしい。訪問看護師によくしてもらったので、自分が死んだあとにお金が余るようであれば、訪問看護師さんが働いている会社に寄付したい。もし、それが難しいならば、コロナウイルス感染症対策に頑張っている医療従事者に寄付したい

訪問看護師からの紹介で恵子さんにお会いしましたが、周囲とトラブルを起こしがちな人で口調もキツく、一度言い出したら引き下がらないところがあり、医療ケアスタッフの担当者をコロコロ変える人でした。ですが本当は優しく、チャーミングなところもありました。さみしがり屋なのに、人付き合いが極端に苦手で、自分の相手をしてもらいたい一方で、自分のことを周りがどう思っているかが気になり、本音とは違うことを思わず言ってしまう人との印象を受けました。

「住み慣れた我が家」で最期まで過ごしたいが、その家が賃貸物件であるため、「大家さんに50万円と手紙を残している」と言います。しかしそれだけでは、他人に迷惑をかけることになると恵子

さん自身も分かっていましたが、どうすればよいかを誰に聞くべきかすら分からない状況だったようです。

恵子さんのピースは**図1**のようになります。また、エコマップ付きジェノグラムは**図2**です。

図1　恵子さんのピース

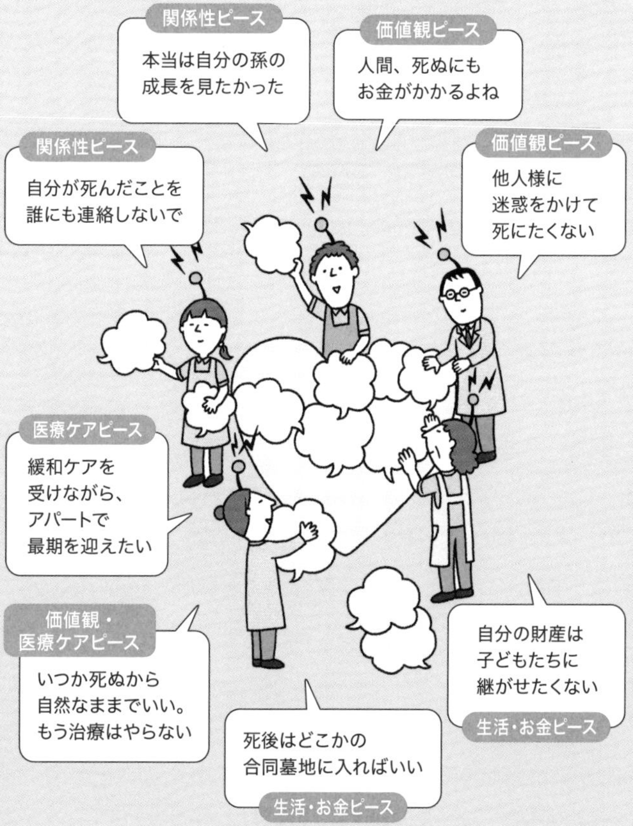

図2　恵子さんのエコマップ付きジェノグラム

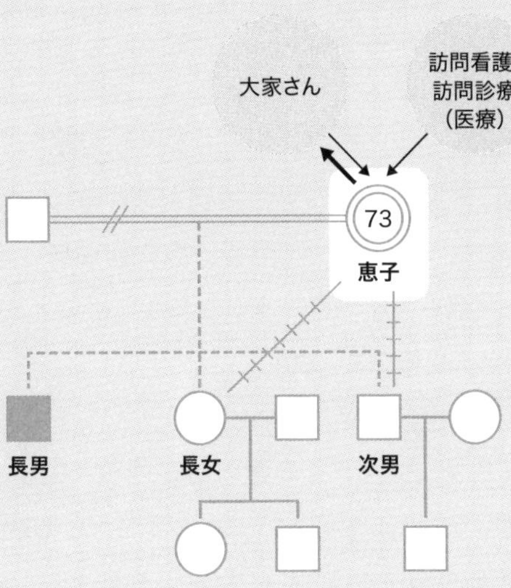

人間は「死後」に、ご遺体の火葬・納骨が必要です。家族や親族がいない、あるいは何かしらの理由で疎遠になっていて引き取り手のない方の場合、「墓地、埋葬等による法律」によって、市町村が火葬することになりますが、ご遺骨の引き取りや火葬代の支払いのために、市町村が相続人を調査し連絡します。

「親子の縁を切りたい」「自分が亡くなっても相続人に連絡してほしくない」という相談を受けることがありますが、法律上、実の親子の縁を切ることはできず、市町村から何かしらのかたちで連絡が入ることになります。つまり、親子の縁は続いているのです。

そのため何も対策をしないまま亡くなった場合、周囲に迷惑をかけたくないと考えている恵子さんの気持ちとは裏腹に多数の関係者を巻き込むことになります。

そこで「死後事務委任契約」を司法書士との間で締結し、死後の葬儀と納骨、賃貸の家の残置物処理を進められるようにしました。死後事務委任契約とは、医療費や施設利用料などの支払い、葬儀や埋葬、行政への届け出など、「死後」に必要となる様々な手続きを委任できる契約です（**表1**）。

同時に遺言書を作成し、その遺言書の内容を実現する遺言執行者に司法書士を指名してもらい、司法書士から相続人に対して亡くなったことを通知することにしました。財産が余った場合は大学に寄付することとしました。

表1　死後事務委任契約でできること

❶ 医療費の支払いに関する事務
❷ 家賃・地代・管理費等の支払いと敷金・保証金等の支払いに関する事務
❸ 老人ホーム等の施設利用料の支払いと入居一時金等の受領に関する事務
❹ 通夜、告別式、火葬、納骨、埋葬に関する事務
❺ 菩提寺の選定、墓石建立に関する事務
❻ 永代供養に関する事務
❼ 相続財産管理人の選任申立手続に関する事務
❽ 賃借建物明渡しに関する事務
❾ 行政官庁等への諸届け事務
❿ 以上の各事務に関する費用の支払い

（注）希望は多いが実現が難しいこと
→親族に連絡しないでほしい。献体してほしい

意思判断能力はしっかりしており、末期癌で予後がある程度短いことから、任意後見制度は必要ないと判断し、「死亡届」を大家さんに提出してもらうことにしました。

【恵子さんにお勧めした具体的な対策】

・死後事務委任契約
内容：葬儀、納骨、賃貸の家の残置物処理など

・遺言書作成＋遺言執行者の指名
内容：子どもたちへの死亡の連絡を遺言執行者に依頼し、
余った財産は大学に寄付

＊　＊　＊

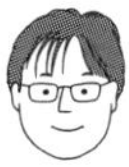
西川

「住み慣れた我が家で最期まで過ごしたい」という声を医療介護福祉職はよく聞きますが、「賃貸住居で最期」となると、その物件が事故物件になってしまうリスクがあるのですよね。ただ死亡届は、家主に提出してもらえる。持ち家では、そうはいかないわけですよね。制度がとても複雑です。

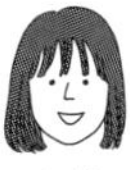
大城

これは私も知らなかったので驚きでした。本人の希望に沿ったケアが、実は周囲に迷惑をかけ得るというのは、医療介護福祉職として知っておかないといけないですよね。あと、お子さんがいるのに連絡を取り合っていない、その理由は何なのか気になりますね。

福村

恵子さんには子どもが3人いますが、長男が自死しています。亡くなってから日数が経ってから発見されたようで、近くに住む長女と次男に警察から連絡が入って、長女と次男で荼毘に付したあとに恵子さんに連絡が来たそうです。発見の状況が状況だったようで、長女と次男は恵子さんの精神面を考えてのことだったようですが、恵子さんはどうしてもそれが許せなかったそうです。「『同じ東京にいながら長男を孤独にしたのは長女と次男だ』と当たり散らした」とおっしゃっていました。長女と次男は「そんなことを言われる筋合いはない」と反論し、一気に関係が悪化したそうです。

大城

「人間、死ぬにもお金がかかるよねと最近つくづく思う」というのは、価値観ピースですね。「本当は自分の孫の成長を見たかった」とありますが、この言葉の裏には治療を頑張りたいという想いはないのでしょうか。もしくは積極的な治療はもう難しいのですか。

福村

「いつか死ぬから自然なままでいいんだ。もう治療はやらない」と言われていました。

＊　＊　＊

死後事務委任をお勧めしたいのは…

死後事務委任は、司法書士などの法律職に依頼することもできます。その法律職の報酬体系によって違いますが、手数料だけで30万円以上と、費用が掛かります。葬儀代や死亡後に必要な支払いなどの実費も合わせると、死後に必要な経費は50万円以上することもあるので、法律職に死後事務を委任する場合は、最低でも合計100万円は必要でしょう。

一方、死後事務委任は友人など親族以外に依頼することも可能です。遺言で友人に全財産を相続させることにして、死後の諸々もその友人にお願いする旨を遺言の付言事項に記載するという方法もありますが、遺言は遺産相続以外に関して法的な効力を持たず、友人が遺産のみを受け取って死後の事務処理を全て拒否してしまうことを法的に防ぐことはできません。その点、死後事務委任は委任内容が契約として残っていることが強みとなります。

死後事務委任をお勧めしたいおひとりさまを**表2**に示します。「おひとりさま」といっても「おひとり」に至った状況は様々で、ま

表2　死後事務委任契約をお勧めしたいおひとりさま

- 独身者（未婚、離婚経験、配偶者と死別）
- 子どものいないご夫婦（配偶者が認知症、移動に不自由）
- 兄弟姉妹がいない人、内縁関係や、同性パートナーと暮らしている人
- 親族と不仲である、親族と疎遠である人
- 親族が遠方に住んでいる、親族が高齢である人

た、パートナーがいても内縁や同性の場合は、家族・親族と認められていないために、「死後」の事務が行えないこともあります。

＊　＊　＊

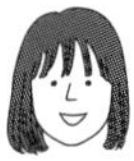
大城

内縁関係だったり同性パートナーの場合、年金や健康保険などへの死亡通知や、様々な支払いの清算ができないことがあるんですね。死亡した後の事務って膨大で、従来は家族や親族がしていたわけですが、現在、親も他界し兄弟姉妹もいないおひとりさまはたくさんいますし、内縁関係や同性パートナーで子どもがいないというケースも少なくないですよね。ただ、死後事務委任に100万円以上必要というのはびっくりしました。

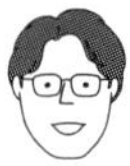
福村

100万円以上というのは、実費を含めた総額です。葬儀代や納骨代を減らせば、額は少なくなります。ただ僕は、「だいたい100万円くらいは必要です」とお話しして、「誰かに迷惑をかけたくない」という想いの「本気度」を確かめることが多いです。本当に誰にも迷惑をかけず、必要なことはお金をかけて対応する意思がある人はいます。値段を理由に断る人は2タイプに分かれますね。本当にお金がないか、お金はあるけれど決心がつかないので値段のせいにするかのいずれかです。

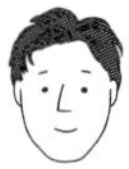
小島

私が出会う生活に困窮し、かつ親族とも疎遠な「おひとりさま」からすると、死後事務委任は頼みにくい制度のように思います。「お金がないので自治体に火葬や埋葬をしてもらえばいい」と考えている人はいますよね。

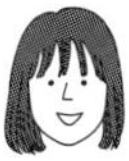
大城

もう1点びっくりしたのは、「友人が遺産だけもらって、死後の事務処理を拒否する」なんて、そんなこと実際あるんですか？

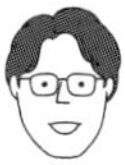
福村

なくはないですよ。

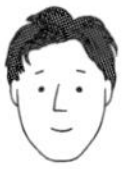
小島

同感です。

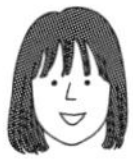
大城

そうなんですね……。

「生前」に使う –任意後見制度、見守り契約、財産管理等委任契約–

判断力低下後に老人ホームに入りたい

ここがポイント

- 成年後見制度は「任意」と「法定」の２種類、死亡届も出せる
- 任意後見人は誰でも指名でき、依頼内容もオーダーメイド
- 任意後見人が医療介護福祉職と連携すればさらに強いチームになる

ACPとの共通点

任意後見人は本人のピースを集める機会が多く、代弁者にもなり得る

ここからは「成年後見制度」についてみていきたいと思います。成年後見制度とは、認知症や知的障がい、精神障がいなどにより判断能力が不十分になった方に対し、法的に権限を与えられた成年後見人が本人に代わって入院や施設入所などの医療や介護、福祉サービスの利用契約や適切な財産管理を行うことで、その方

の生活を支援する制度です。

成年後見制度は2000年の介護保険制度のスタートと同時に開始されました。要介護認定を受けている方が約630万人と、介護保険制度が社会に浸透している一方で、成年後見制度の利用者は23万人と少ないのが現状です。社会への浸透度は低いのですが、成年後見制度は介護保険制度と同級生の制度で、その立ち位置は、高齢社会を支える“両輪”となるべき制度です。

そんな成年後見制度には「任意後見制度」と「法定後見制度」とがあります。

想いを託しやすい 任意後見制度

任意後見制度とは、本人の判断能力が衰える前に任意後見契約（将来、任意後見人により支援を受ける内容に関する契約）を結んでおき、判断能力が衰えたあとに契約を発効させて任意後見を開始させるものです。支援の具体的内容（誰を任意後見人にするか、任意後見人にどのような権限を委任するかなど）は、契約の内容次第であり、依頼する側が決められます。任意後見人は家族でも友人でも、成人であれば誰でも指名でき、また後見人の報酬額も自由に設定できます。報酬額を無料に設定する方もいますが、月に2万～5万円が多いようです。

一方、法定後見制度とは本人の判断能力が衰えたあと、家庭裁判所に後見開始を申立て、家庭裁判所が法定後見人を指名し、その法定後見人の支援を受けることを指します。家庭裁判所は本人の財産管理を適切にできるか否かを判断根拠として、法定後見人を指名します。すなわち、本人のことを知る・知らないは関係ありません。さらに本人の判断能力が衰えたあとに人選が行われるため、本人の意思を推定することはとても難しいのが現状です。

まず、任意後見制度を詳しくみていきましょう。

任意後見制度の依頼は、社会福祉協議会や地域包括支援センターから紹介されるケースが多いのが現状です。本人の判断力が低下する前、今後に対する不安が色濃くなってきた段階で、関わり合いを持った機関が司法書士に連絡してくるケースです。

エンディングノートは本人の価値観や大切にしていること、相続への希望などを記載するノートです。「終わりに向けた書面」といえるかもしれません。一方、任意後見は近い将来に向けた「始まりの書面」の色合いが強いと思います。

任意後見制度では、判断力が十分なうちに将来頼りにしたい人を選ぶと同時に、自分の将来の生活面と財産面を設計します。

生活面は介護、医療、福祉、住居、趣味嗜好など、今後の生活のプランニングに関わることです。財産面はお金、金融商品、不動産といった自身の財産の管理・処分に関わることです。将来の「もしも」に備えて、自分が大切にしていること、願いを後見人と確認し合うわけです。

自分の想いを伝えて任意後見契約に盛り込むので、将来実際に任意後見の仕組みを活用する際に、任意後見人によって「自分のライフスタイルやライフプラン」を実現してもらえます。将来、判断力が低下したとしても、自分の望む生活を続けるための、もしものときの「保険」の位置づけです。

この話し合いの中には医療ケアに関する選好の話も当然出てくるでしょう。そのため任意後見人は医療介護福祉職と連携してACPを進める役割も果たせるでしょうし、任意後見人が本人を支えるチームに加わることで、生活（お金）という現実を見据えたケアが可能になるはずです。

任意後見制度はどうやったら使用できる？

任意後見制度では、任意後見人やその請け負う事務内容を公証役場で「任意後見契約」として締結し、本人の判断力が低下したあとに家庭裁判所に対して任意後見監督人の選任を申立て、任意後見監督人が選任されて初めて効力が生じます。

任意後見監督人とは、任意後見人が適切に契約を遂行しているかを監督する立場の人間を指します。この申立てができるのは本人、配偶者、四親等内の親族、任意後見受任者（任意後見人として本人の指名を受けた人）です。任意後見人の報酬は契約者同士で決められますが、任意後見監督人の報酬は勝手に決めることはできず、家庭裁判所が決定します。その額は月額1万～2万円程度です。

任意後見人には、子どもや甥姪といった家族や親族を指名することも、法律職のような第三者を指名することも可能ですが、一般的に、それまでに積み重ねてきた時間が短く関係性も薄い法律職が任意後見人に指名される場合は、面談を重ねて本人の人生観、金銭感覚などを確認し、信頼関係を構築するというプロセスを踏みます。これ、ACPのプロセスととても近いと思います。

法律職が任意後見制度の相談や依頼を受けることが多いのは、子どもや親族と疎遠になっていることで、今後に対して不安を募らせている方です。親族は存在し疎遠とまではいかないものの、自分の認知機能が低下した際や死亡したあとのことを頼みにくいという方もいます。内縁のご夫婦というケースもあります。

＊　＊　＊

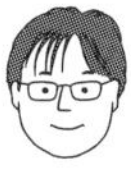
西川

認知機能が低下した患者・利用者さんなどと接することが多い医療介護福祉職は、成年後見制度の存在は知っていると思います。ただ、その具体的な内容や複雑な運用を熟知している人は少ないかもしれません。福村さんに質問がある人いますか？

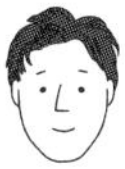
小島

確認ですが、任意後見人は医療ケア選択の代弁もできるんですか。

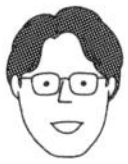
福村

医療ケア選択、すなわち「医療同意権」を任意後見人は持ちません。これは法定後見人も同じです。ただし、任意後見人は本人のことを知っているので、支援チームの一員として本人が意思決定しやすいよう支援したり、本人の意思を推定することはできます。あとは代弁者にあらかじめ指定してもらえば、任意後見人であり、かつ代弁者という立場になります。

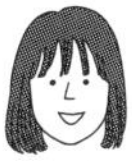
大城

任意後見人の指名を取り消すことはできますか。

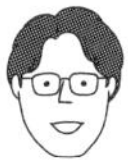
福村

はい、できます。気が変われば「任意後見契約」を解除できます。実際に任意後見の仕組みが発動する前、すなわち家庭裁判所に任意後見監督人の選任を申立てる前であれば、いつでも公証役場で解除できます。

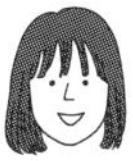
大城

任意後見制度を利用する方は、関連性ピースが薄い方が多いように感じます。親族と関係性がこじれているケースや、親族はいるけれども迷惑をかけたくないという方が増えている印象です。

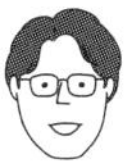
福村

そうですね。葬儀や墓守、施設や自宅の片づけ、支払いのことなど、自分の死後のことが気がかりな人が多い印象です。ひと昔前であれば家族や親族がやるものという認識だったかもしれませんが、任意後見制度が必要というのは、出身地を離れて親戚とも疎遠になっている現代の社会構造が根底にあるのかもしれません。

個人主義が進むとこうなるのかなとも思います。「周囲との関係性が最悪とまではいかなくても、周囲に頼りたくない、最期まで自分のことは自分で決めたい」という方々が増えています。

別章で紹介している死後事務委任契約や遺言の相談を受け、死後の気がかりを解決したあと、今から亡くなるまでの生活のことを考えてもらう中で、患者・利用者さんがご自身で、任意後見の必要性に気付くようです。

死後事務委任契約や遺言は「死後」に効力を発揮し、「生前」のことは決められませんので、「任意後見も必要だね」という流れになります。幾つかの制度を組み合わせて活用することで、生前から死後までをスムーズにサポートできます。

話は個人的なことに変わりますが、任意後見人の指名を受けた際は俄然やる気が出ます。法定後見人は本人の人となりを知らない状態で関わるので正直しんどいですが、任意後見の場合は、本人の判断力が低下する前からやり取りを重ねるので愛着も出てきます。

任意後見制度は「伴走する仕組み」と言われることがありますが、まさにそうだなと思います。人間らしいふれあいのある仕組みです。ただし、よっぽどの信頼関係がないと頼んでもらえないので、簡単な仕事ではないと襟を正して向き合っています。

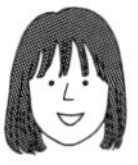
大城

ACPを実践するときと同じだと思うので確認したいのですが、どんな会話でピースをキャッチしていますか。

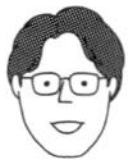
福村

僕の場合は、過去のことをお聞きします。ライフヒストリーですね。小学校、中学校、高校、大学という学生時代の話、仕事をしていた頃の話や退職後の話、家庭がある人は、子育てや子育てを終えた頃のことなどです。

これらを聞いていくと学生時代は兄弟や親戚と比較されてきたとか、家庭をかえりみず仕事人間だったという人もいれば、仕事と家庭の両立で必死だったという人もいます。子どもが複数いる場合は、子どもの教育のこと、費やした時間やお金の話になったりもします。とにかく、その人から出てくるエピソードを聞き洩らさないように注意しています。それらのエピソードが、その人の価値観や選好の土台になっていると考えるからです。

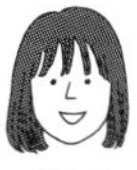
大城

『ACP入門 人生会議の始め方ガイド』で紹介したコミュニケーションの大原則（**表1**）と、反復と沈黙の技術も駆使しているんですね！

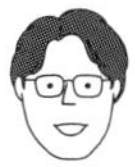
福村

はい！ 相手の心の動きに注意し、「相手の言いたい言葉（感情）を返す」技術である「反復」と、「相手の心が整うのを待つ」技術である「沈黙」はいつも心掛けています（**図1**）。『ACP入門』は熟読しましたから（笑）。

表1　**コミュニケーションの大原則**

馴れ馴れしくせず、丁寧な言葉で
（親しい仲にも礼儀を忘れずに）

自分の伝えたいこと聞きたいことではなく、
相手が話したいことを優先する

一方的に話さず、相手の感情の動きを見逃さない
（表情・動作・視線に注意）

つらそうな反応や言動があれば、そこでやめるもあり
（感情への対応を優先する）

正論（励ましや説明など）は通じない場面もあり、
時に人を傷つける

相手に“圧”のないコミュニケーションを！
（ガツガツしない）

『ACP入門　人生会議の始め方ガイド』（2020、日経BP）

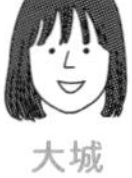
大城

任意後見制度の精神は元気なうちに、あらかじめ将来の医療ケアや代弁者を決めておくという、ACPとの共通点が満載ですね！　依頼する側からするととても頼もしくて、まさに「何でも屋さん」のイメージです。

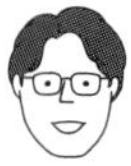
福村

任意後見制度はよい制度だと私も思っています。ただ全国的にまだあまり使われていないのが現状ではあります。では、そろそろ事例を見てみましょうか。

図1　「反復」と「沈黙」の実際

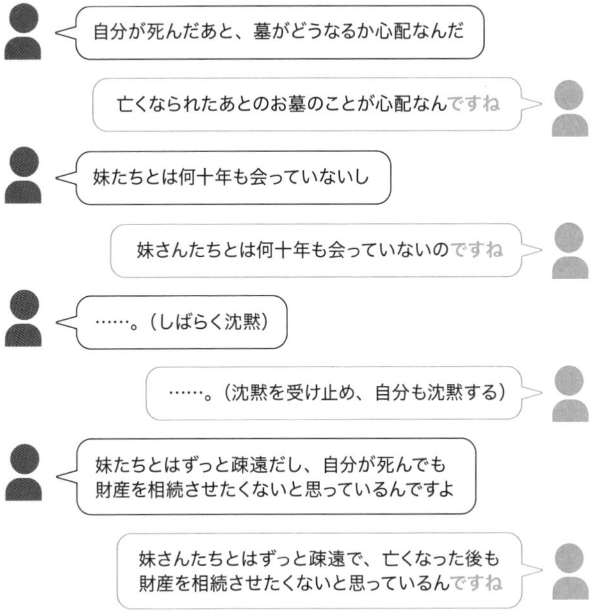

妻は他界、できるだけ自宅に住みたい

六郎さんはパーキンソン病が進行する中、妻が他界しました。相続についての気がかりを遺言で解決した後、「生前」のケアプランとしてできるだけ住み慣れた自宅で過ごし、判断力が低下したら老人ホームに移る」という希望に任意後見制度で応えた事例です。

事例 **六郎さん　82歳男性**

・パーキンソン病は服薬管理がよく、身体の状況は良好

・要介護3で、週3日デイサービスや訪問介護、訪問看護などのサービスを利用中

・妻は死亡し、子どもはいない。義理の姉夫婦（86歳）が数カ月に一度訪れて、何かと面倒を見てくれている

・自身の2つ下の妹と、4つ下の妹とは数十年会っておらず、音信不通の状態。生きているのか、どこで暮らしているのかも知らない

・年金収入が月額20万円程度、自宅は持ち家でローンは完済

義理の姉夫婦に金銭管理のサポートを受けてきたが、姉夫婦も高齢なため、それが難しくなってきた。本人も今の状況を続けられるとは思っていない。自分の財産は実の妹たちに相続させたくないと思っている。墓のことが心配（**図A、B**）。

図A　六郎さんのピース

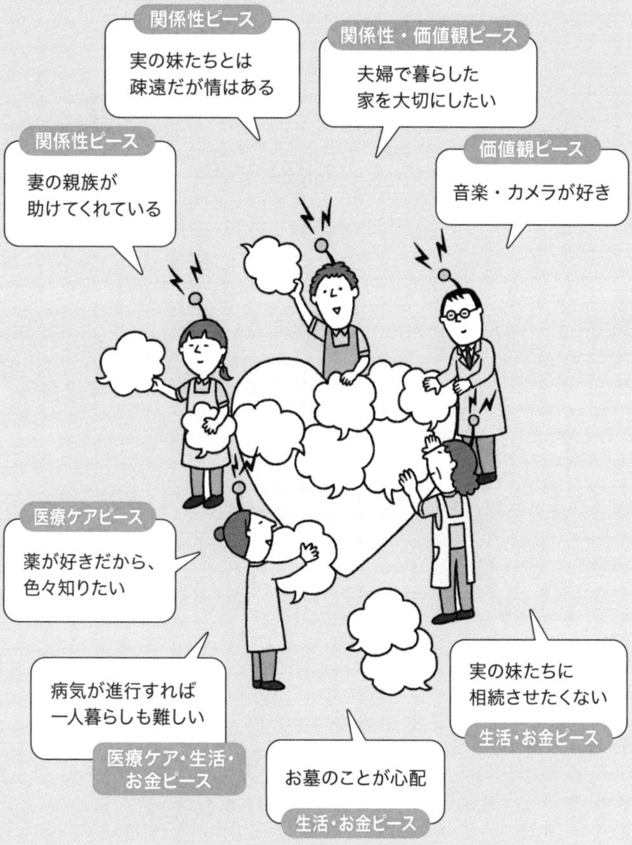
関係性ピース
実の妹たちとは
疎遠だが情はある
関係性・価値観ピース
夫婦で暮らした
家を大切にしたい
関係性ピース
妻の親族が
助けてくれている
価値観ピース
音楽・カメラが好き
医療ケアピース
薬が好きだから、
色々知りたい
病気が進行すれば
一人暮らしも難しい
医療ケア・生活・
お金ピース
実の妹たちに
相続させたくない
生活・お金ピース
お墓のことが心配
生活・お金ピース

図B　六郎さんのエコマップ付きジェノグラム

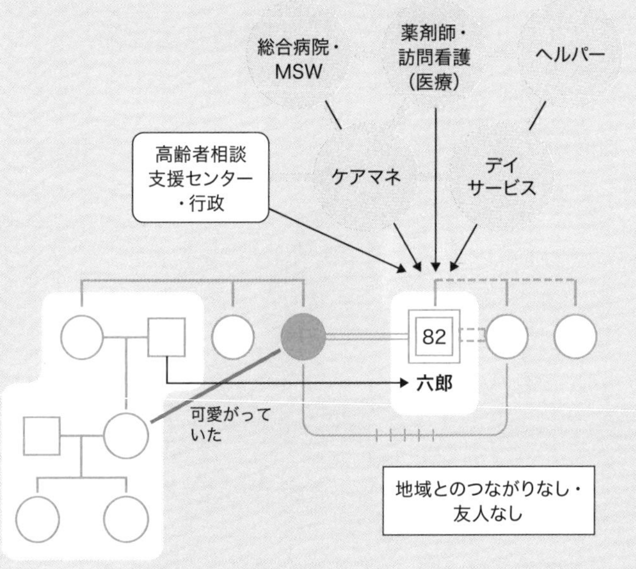

六郎さんは、当初「実の妹たちに自分の財産を相続させない方法があるなら相談したい」ということで、司法書士につながりました。遺言を遺すことで「妹たちに財産を相続させたくない」という希望が叶うことがはっきりしたため「少し先の未来」に目が向くようになり、任意後見制度を利用することにした事例です。

六郎さんにどう関わったか順を追って説明します。六郎さんはケアマネジャーに対して、妹２人に相続させたくない理由を「ずっと会ってないし、どこに住んでるかも知らないから」「１度会って『相続させない』と伝えたい」と言っていました。「妹たちに会わずとも相続させないようにできる制度があるなら検討したい」という要望でした。

司法書士との会話の中で、「相続すると思っていたけどなかったとなると、妹たちに相続のことで訴えられないかな？」と心配を口にしていました。司法書士から「それは遺言を作れば問題ないですよ。逆に作らない方がもめることになると思います」と返答し、遺言を作成することになりました。ただし「音信不通であっても情はある」とのことで、「妹たちには数十万円ずつは渡したい」と言われていました。それについても、遺言に残せば渡せることを伝え本人は納得しました。

＊　＊　＊

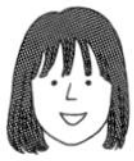
大城

六郎さんからは本人が連絡先を知らないこともあり、妹さんたちの話を聞く機会がなく、関係性のピースは不明でした。そんな状況に法律職が関わったことで、「2人の妹の存在」と「妹たちとの関係」という関係性ピースが浮かび上がってきました。お金絡みで関係が崩れた場合は、お金の整理を手伝える職種がチームに加わることで生活（お金）ピースが見える化されるように感じました。4つ下の妹さんについては、苗字も知らない（結婚しているかも不明）とのことです。

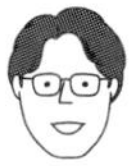
福村

この事例は、最初は「妹に相続のことで訴えられないかな？」がキーワードとなり、その不安に対応しました。このようなキーワードに的を絞ってお伺いしていく中で、解決策を模索しました。そして一番の気がかりが解消すると、「少し先の未来」のことを考えやすくなるようです。

＊　＊　＊

遺言の作成などがひと段落したところで、「ところで六郎さんは、任意後見という仕組みをご存じですか?」と話題を任意後見制度に向け、以下のように説明しました。

> この仕組みは、六郎さんがお元気なうちは使いません。将来使う仕組みです。
>
> 将来、六郎さんの判断力が低下すると、お金の管理や介護の契約が難しくなりますよね？ そのときに後見人といって、六郎さんの代わりにお金の管理や契約をしてくれる人をあらかじめ決めておくのです。六郎さんがこの人に頼みたいと思う人を選んで、何を頼むかを具体的に決めていきます。公証役場という役場で六郎さんと、六郎さんが選んだ人が契約して、将来必要になったときに仕組みを活用します。六郎さんが決めた人がキッチリ仕事をしているかは、家庭裁判所に選ばれた任意後見監督人がチェックします。
>
> もし、気が変われば任意後見の契約を取り消すこともできます。実際に任意後見の仕組みが発動する前であれば、いつでも公証役場で解除できます。

すると六郎さんは「確かに、いつ認知症になっちまうかも分からない。長生きするといろいろ大変だ。任意後見人がちゃんと仕事をしているかは国がちゃんと見張ってくれるっていうなら、それもお願いしようかな」と、任意後見制度の利用を決めました（**図2**）。

任意後見は後見人を自分の判断で選び指名することができます。六郎さんは司法書士に任意後見人を依頼しました。遺言作成のプロセスを経て、司法書士を信頼するようになったようです。

実は遺言作成を進めながら、六郎さんからいろいろなお話をお伺いしました。例えば、夫婦で暮らした家を大切にしたいと思っていること、ただし「思い出のたくさん詰まった家に一人でいるのも寂しい」と揺れる想いがあることも話してくれました。

時間をかけて六郎さんのお話をお伺いしながら、できるだけ長くこの家に住みたいという希望を叶えるため、判断能力が低下した段階で、老人ホームに入居するというライフプランを立てました。任意後見人は老人ホームとの契約を六郎さんに代わって実施

図2　**六郎さんにお勧めした具体的な対策にかかる費用**

遺言公正証書の作成＋遺言執行者の指名

任意後見制度の利用

月額２万～５万円（目安）※

任意後見監督人の報酬

月額１万～２万円程度（家庭裁判所が決定）

※ 任意後見人の報酬は当事者間で決められるが、２万～５万円程度が多い

できるので、六郎さんは「これで安心だ」と安堵の表情を見せています。

【六郎さんにお勧めした具体的な対策】

・遺言公正証書の作成＋遺言執行者の指名

内容：妹２人に相続させない旨の遺言書の作成

・任意後見制度と任意後見監督人の利用

内容：「できるだけ住み慣れた自宅で過ごし、判断力低下後は老人ホームに移る」というケアプランを作成し、任意後見人に託す

任意後見を契約するのは、本人がまだお元気で意思疎通もできる段階なので、価値観や選好などを含めたピースをキャッチする機会が多くあります。法律職を後見人に指名した場合、定期的にやり取りをしますので比較的長いお付き合いになります。

任意後見は本人の判断力が低下した時点で、任意後見監督人の選任を申立てて、任意後見監督人が選ばれて初めて効力が生じます。多くの場合、判断力は緩やかに低下していくので、本人の判断能力が低下していく段階を見守りながら、その時期を決める必要があります。見守り契約といって定期的に本人のもとを訪問したり、電話でやり取りをする契約を結ぶこともあれば、ケアマネジャーや介護士さんと連携しておき、医療介護福祉職の方々の判断を参考にしてそろそろスタートさせようかと判断することもあります。医師の診断書も必要なので、主治医との連携も必須です。

そして本人とのやり取りの中で、そろそろスタートさせようねと合意形成を行って任意後見を発動させるのが通常です。

成年後見制度で身元保証人の心配も不要に

また六郎さんは、いわゆる「おひとりさま」で病院や施設入所の際、身元保証人になってもらえる親族が近くにいません。厚生労働省は後見人がついているときは病院や施設に対して、身元保証人を求めないよう通知していますので、「入院時や施設入所の際の身元保証の点でも、任意後見契約を結んでよかった」と六郎さんは言っています。

成年後見制度は「生前」のサポートが大きな目的ですが、「死亡届」の提出も成年後見人が行えます。死亡届は誰でも提出できるわけではなく、親族や同居者という生活を共にしている人たち、もしくは家主、地主、家屋管理人、土地管理人という住居に関連する人たち、加えて後見人しか提出できません。近所の友人・知人に出してもらうわけにはいかないのです。任意後見人がいれば、家族や同居人がいない場合でも、死亡届の提出に困りません。

医療介護福祉職からすると、本人の財産を把握している後見人がいれば、未払いなどの金銭問題も生じません。頼れる人がいない、もしくは頼りたくないという「おひとりさま」には、任意後見人はお勧めの制度です。

Column

「本人の医療費を家族が引き出せない」ことへの銀行側の対応

銀行の預金は、基本的には本人の財産です。本人の財産の処分は本人の意思によりますので、預金を払出す際は、預金者本人の意思確認が必要となります。たとえ本人の家族であっても預金者の承諾なく預金を払出すことはできず、本来であれば成年後見人を立ててもらわなければ取引できません。とはいえ、現実には成年後見人の利用は進んでおらず、本人の医療費、施設入居費、生活費などを支払うため、親族から預金の払出し（振込み）を求められるケースが増えています。法律の仕組みと家族のニーズの間に大きなギャップがあるのが現状です。

このような背景から全国銀行協会は2021年２月に、成年後見制度の利用を基本的に求めつつも、本人のための費用の支払いであることが確認できれば、本人の判断能力が低下していても預金の払出しや振込みに応じ得るという方針を打ち出しました。もっとも、財産はあくまで本人の資産ですから、明確に本人のためといえることが必要になり、銀行によって対応は異なっています。

任意後見スタート前の空白を埋める制度

任意後見制度は将来の「もしも」として、判断力が低下したときに備えて、判断力がある元気なうちに後見人を選んでおく仕組みでした。また、任意後見契約を締結しただけでは任意後見制度は開始されず、実際にスタートするのは本人の判断力が低下したあとです。

すなわち、本人の判断力が低下する前は、任意後見制度を使ったサポートは受けられません。任意後見制度は判断力はしっかりしているものの、身体が不自由で外出が難しかったり、財産管理が負担になっている状況の本人をサポートする仕組みではないのです。

任意後見制度の利用開始前に、本人が必要なサポートを提供する仕組みとして、「見守り契約」と「財産管理等委任契約」が存在します。これらは法律職が任意後見人になるケースで、任意後見契約とセットで契約することが多い制度です。

見守り契約は文字通り、本人の心身の状態や生活の様子を見守る契約です。月1回や2週に1回など定期的な訪問や、電話連絡、LINEのやり取りなどを行って、本人の生活を継続的に見守っていきます。定期的に本人とやり取りを重ねることで、本人の判断力が低下してきた兆しをキャッチしやすく、任意後見制度が適切なタイミングで開始しやすくなります。また、定期訪問や電話でのやり取りを重ねる中で任意後見制度を使用し始めた際に、本人の意向に沿った支援を行いやすくなると思います。

「判断力に問題はないが足腰が弱まり外出できない」のニーズに応える

財産管理等委任契約は自身で財産管理が難しくなった場合に、第三者に財産管理や事務手続を任せる契約です。支援内容は具体的には、本人からキャッシュカードや通帳を預かって管理し、出入金や支払いなどの支援を行います。医療介護に関する契約の事務手続きの委任も可能です。お互いの契約ですので、内容や範囲を自由に決められます。

財産管理等委任契約は本人の判断力があることを前提とする仕組みで、本人が自ら契約の相手方である第三者を監督することになります。認知症などで本人の判断力が低下したあとでは、第三者の不正を防ぐことができないリスクがあるため、本人の判断力低下後は成年後見制度に移行することが望ましいとされていますので、判断力がある期間限定で利用する仕組みというイメージです。

もっとも、財産管理等委任契約を結んでいても金融機関ごとに対応が異なり、受任者は契約を実行しにくいという現状があります。財産管理等委任契約は二者間の契約なので、金融機関は、それが本当に正しく契約されているのか、本人の第三者に委任した気持ちに心変わりはないか、といったことを気にします。金融機関は権限がない人に預貯金を払戻すと大問題になるためです。公正証書の財産管理等委任契約を見せても慎重な対応を取る金融機関が多く、毎回本人に意思確認の電話を入れたり、財産管理等委任契約書とは別に、毎回本人からの委任状の提出を求めるなどの対応が珍しくありません。さらには財産管理等委任契約への対応を拒む金融機関すらあります。

とはいえ、財産管理等委任契約も本人の日常を支える仕組みですので、受任者は本人のピースをキャッチしやすい立場にあります。

「生前」に使う -法定後見制度-

救急搬送事例には ACP、ALP的な課題が山盛り

ここがポイント

- 法定後見人は指名まで時間がかかる上、本人を知らずピースを集めにくい
- 法定後見人は医療同意の権限を持たない（本人に代わって何でもする人じゃない）
- 法律職も理（理屈、理論）と情（感情）の狭間でモヤモヤする

ACPとの共通点

本人の希望があっても医学的に無益なことはできないのと同じで、本人の希望があっても財産的に無益なことを法定後見人はできない

本人の意思能力が低下したあとに成年後見人を家庭裁判所が指定する法定後見制度には、ACPやALPの観点からは、様々な課題があります。しかし家族がおらず入院費が払えないなどの状況下では、必要に迫られてやむを得ず使用することが多々あります。

まず、事例を見てみましょう。家族や親戚と非常に疎遠な中、自宅で倒れて救急搬送された認知症の事例です。

事例 **七郎さん　91歳男性**

- 自宅で倒れているところを発見され救急搬送され、そのまま入院
- 市営住宅に一人暮らし。同じ市営住宅に住む友人が話し相手になっている
- 認知症があり、入院中、意思疎通が難しい状況
- 両親は他界していて兄弟はない。両親の兄弟のうち、父方の兄弟には連絡がつく

七郎さんは家族がおらず、家族関係や財産関係を知る人間がいない状況です。病院側は病状に応じて転院や退院を考えているものの、七郎さんの認知機能が回復する可能性が低いことから、成年後見制度の利用を考えて司法書士に相談が来ました。私（福村）が七郎さんと面会した際の会話を紹介します。

福村：七郎さん、こんにちは。司法書士の福村です。

七郎：こんにちは。ふ、く、む、ら、さん？

福村：はい、福村です。司法書士をしています。

七郎：そうですか。

福村：七郎さん、今ね、病院の皆さんと七郎さんの今後の生活

について話し合っているところなんです。七郎さんが安心して療養できるようにしたいと思っています。

七郎：ええ。

福村：七郎さん、七郎さんは誰か頼りにしている人はいますか？

七郎：頼りにしている人？

福村：はい、そうです。七郎さんのために財産を管理してくれたり、病院に入院する契約をしたりしてくれる人です。

七郎：入院？ 財産？

福村：急な話ですもんね、失礼しました。七郎さんはご家族はおられますか？ 奥さま、お子さまは？

七郎：……。

福村：……（沈黙を受け止めて沈黙）。

七郎：…… 独りですよ。

福村：そうなんですか。ずっと独りですか？　ご兄弟やご親戚はいらっしゃいますか？

七郎：福井に家があるんです。福井の川のそばに。

福村：福井に家があるんですね。川の近くに。ご兄弟の家ですか？ ご親戚の家ですか？

七郎：福井に家がありまして、車で行けますよ。高速道路ができたから。

福村：車で行かれるんですね。福井市ですか？ お正月とかお盆で帰省されるんですか？

七郎：お正月？ お盆？

福村：ご兄弟と一緒に過ごすんですか？ 福井の家のことです。

七郎：福井の家？ そうです、川の近くに家があります。

福村：福井の家は川のそばに建っているんでしたよね。

七郎：福井のこと、知ってるんですか？

福村：はい。何度か行ったことがあります。サンダーバードに乗って。電車です。

七郎：電車ですか。

福村：特急で2時間かからなかったと思います。福井はご兄弟がいらっしゃいますか？ ご兄弟にご連絡してみてもいいですか？

七郎：連絡？

福村：はい。お電話でね、七郎さんのことについてお話ししたいと思っているんです。七郎さんのお通帳を管理したり、入院の契約とか、介護の契約とか、七郎さんの生活を守っていくための相談をしたいんです。

七郎：そうですか。

福村：はい。七郎さんがお一人で全部できればいいと思うんですが、難しいときは七郎さんが頼りにしている人にお願いするのが安心だと思うんです。七郎さんはどう思われますか？

七郎：そりゃそうやな〜。

福村：そうですよね。七郎さんはどなたに頼みたいですか？ ご兄弟ですか？ ご親戚ですか？

七郎：よく分からんね〜。

福村：よく分からないですね。

その後も「病院のみなさんと七郎さんの今後の生活のことを話し合っています」「七郎さんが安心できるようにしたいと思っています」と伝え、「誰か身近に頼りになる人はいますか?」「今後の療養や生活のことを考えて七郎さんにお話ししています。誰かにサポートしてもらえた方がいいと感じておられますか?」と何度もお聞きしましたが、「福井に親戚がいる、福井県には家があって、川のそばに家がある」とのお返事が返ってくるばかりでした。福井県に親戚がいることは事実でしたが、七郎さんの出生地は福井県ではなく別の場所でした。

質問するたびに福井県の話が出るので、本人にとって思い入れのある何かがあったのだと思います。沈黙と反復などのコミュニケーションスキルを使って対話を試みましたが、それがどんなエピソードに基づくものなのかは分からず、肝心の財産管理や今後の生活に関する意向の確認はできませんでした。七郎さんのピースを**図1**に、エコマップ付きジェノグラムを**図2**に示します。かろうじて拾えたのは「福井に家がある」というピースだけで、それ以外のピースは拾えませんでした。

法定後見制度とは?

病院では、法定後見制度を活用することに決めました。法定後見制度とは成年後見制度の一部で、認知症などで自分で財産管理や契約行為ができない人のために裁判所が支援者(後見人)を

図1　七郎さんのピース

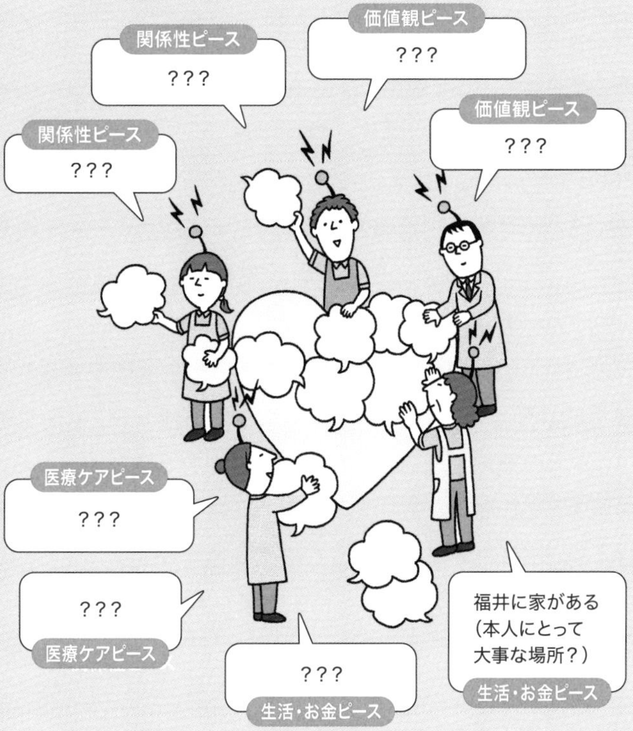

図2　七郎さんのエコマップ付きジェノグラム

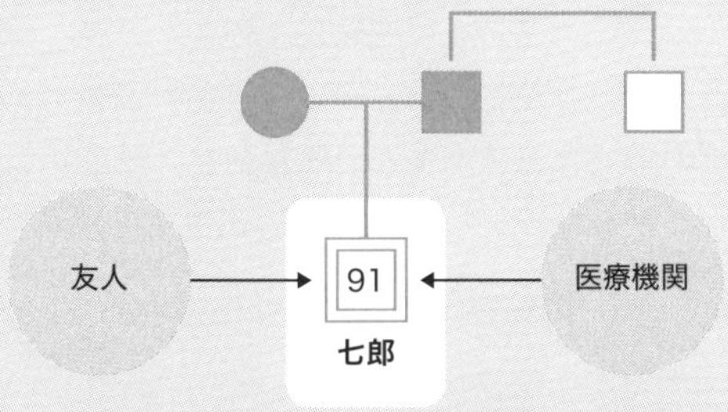

定めて支援する制度です（**図3、図4**）。本人の判断能力に応じて成年後見、保佐、補助の３種類がありますが、七郎さんのように意思疎通が難しい場合は、本人の判断能力が「常に欠けている」と判断し「成年後見」を申立てすることになります。

2020年末の時点で、全国で法定後見制度の利用者数は23万人強です。任意後見制度の利用者は2600人程度と、法定後見制度の利用者の１％程度と少ないのが現状です。任意後見制度とは「判断力があるうちに、信頼のおける支援者と契約を結び、万が一、認知症などになったときに、財産の管理や医療や介護などの事務手続きを行ってもらう制度」でしたね（**図5**）。任意後見制度では、本人の意向を確認しながら後見人が行う支援を決めることができるため、本人の意向を汲みやすいのですが、法定後見制度では「既に」認知機能が低下した後に支援を開始するため、後見人は本人の意向を汲みにくいという課題があります。

そのため、できることなら任意後見を活用してほしいのですが、やはり「もしものとき」のことを考えるのはタブー視されているのか、もしくは「ボケた」ときのことを考えたくないという心理からなのか、任意後見制度の利用はほんとに少ないですね。

ここがポイント
ACPの考え方に一番近い任意後見人は法定後見人の100分の1と少ない。「もしも」のタブー視が障壁か

ちなみに日本では、2025年には認知症を有する方が700万人に上ると予想されています。あと数年で日本中の小学生の数（約

図3　**法定後見制度とは**

既に認知症などで、自分の財産管理や契約行為ができない人のために、裁判所が支援者（後見人）を定め保護する手続き

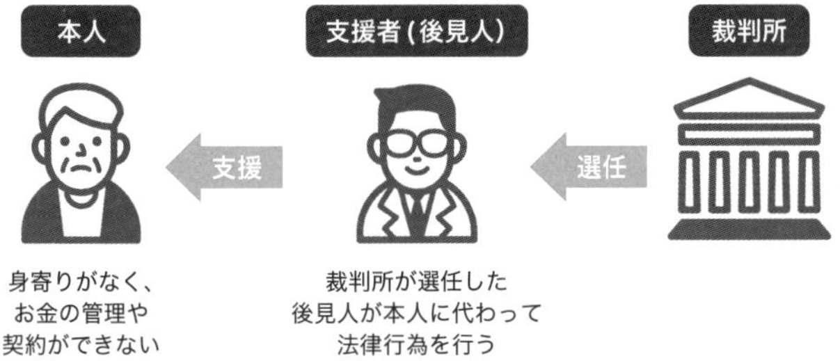

図4　**成年後見制度とは**

成年後見制度

任意後見制度（判断能力低下「前」に仕組み作りをする）

成年後見	本人の判断能力が**常に欠けている**場合に、家庭裁判所が後見人を選任する。
保　佐	本人の判断能力が**著しく不十分な**場合に、家庭裁判所が保佐人を選任する。
補　助	本人の判断能力が**不十分な**場合に、家庭裁判所が補助人を選任する。

任意後見制度（判断能力低下「前」に仕組み作りする）

本人の判断能力が不十分になったときに、本人が**あらかじめ**結んでおいた任意後見契約にしたがって任意後見人が本人を援助する制度。
家庭裁判所が任意後見監督人を選任したときから、その**契約の効力が生じる。**

図5　任意後見制度とは

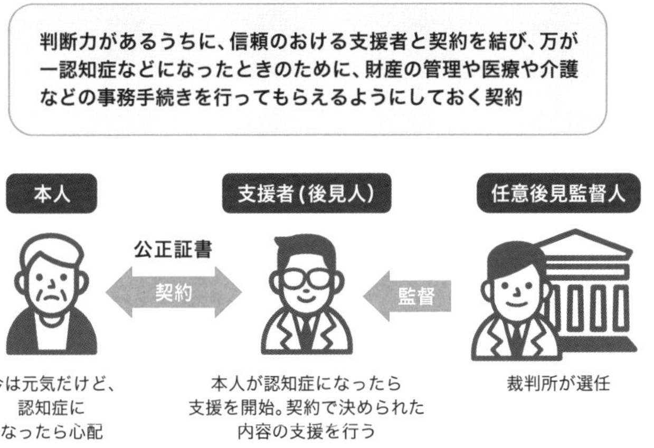

630万人）よりも認知症患者の方が多くなるということです。認知機能が低下した際の支援のために存在する成年後見制度ですが、まだ、その利用は十分進んでいないことが分かります。

法定後見制度の申立て、4分の1が市区町村長の意味

法定後見制度を利用するには、本人の住所地を管轄する家庭裁判所に対し、審判開始の申立てを行う必要があります。

成年後見制度では、申立てを行える人は法律で指定されており（**表1**）、誰でもできる訳ではありません。申立人は、大別すると「本

表1　成年後見制度の申立てを行える人

法定後見制度の申立人となれる人
本人、配偶者、四親等内の親族（ひ孫やいとこ、甥姪、甥姪の子など）、成年後見人、保佐人、補助人、任意後見人、任意後見受任者、成年後見監督人等、市区町村長、検察官

任意後見制度の申立人となれる人
本人、配偶者、四親等内の親族、任意後見受任者（任意後見人として本人の指名を受けた人）

人」「本人の家族・親族」「それら以外」の3グループに分けられます。そして現在、申請人として最も多いのが、本人でも家族・親族でもない、市区町村長で全体の4分1ほどを占めています。

本人との意思疎通がある程度可能な段階であれば、本人が申立人となれます。本人による申立てが難しい場合は、本人以外の協力が必要で、まず配偶者や子どもを申立人としますが、それらがいない場合は、兄弟姉妹や甥姪などの四親等内の親族の協力を求めます。ただし昨今、これらの親族の協力が得られないケースが増えており、最終的には市区町村長が申立人となるケースが4人に1人となっているわけです。

もともと疎遠だったり仲たがいしていた場合などは、申立ての際の費用などの負担を敬遠するようです。また、「自分自身が面倒をみれる」として配偶者が法定後見の利用を拒む事例もあります。周囲が考える法定後見制度の必要性と、本人や親族が考える必要性との間にギャップがあり、必要なときに、必要なかたちで、制度を活用できていないのが現状のように感じています。

任意後見人は当事者の契約ですから、誰が後見人になるかを任意に決めることができますが、法定後見人の場合は、申立てを行う側は候補者を立てるのみで、最終的な決定は家庭裁判所の裁判官が行います。候補者が選任されることもあれば、選任されないこともあります。また、候補者が選任された場合でも、後見監督人等の監督人が選任されることもあります。

実は成年後見制度が開始された2000年当時は、法定後見人として指定されるのは、9割以上が親族でした。しかし、親族の横領（財産の使い込み）などの不正行為が多発したことから、司法書士や弁護士、社会福祉士といった第三者の専門職が後見人に選任される傾向になったといわれています。最高裁判所のデータでは、後見人の75％ほどが専門職となっています。ただし、そのようなケースでは、そもそも親族を候補者に挙げている事例が少ないのも事実です。逆に、親族が候補者に挙げられているケースにおいては、約8割で親族が選ばれています。そのため、親族のサポートを得られる場合は、親族を法定後見人とすることを検討してもよいでしょう。

七郎さんのケースでは、本人から「財産管理と身上保護をお願いしたい」という意思を確認ができなかったので、本人による後見申立ては断念し、福井に住む親戚に事情を説明することにしました。 親戚の方は、「自分は遠方に住んでいるから後見人の候補者になることはできないけれど、申立人としての協力は可能である」「頻繁にやり取りしてきたわけではないけれど、親戚が他人様に迷惑をかけるわけにはいかない」「できる範囲で協力します」とおっしゃっていただいたので、この親戚の方を申立人として後見申立てを行いました。

福井の親戚の最大の不安は、自分が少しでも手続に関与すれば、何かしら金銭的な負担や医療費の支払いなどの肩代わりをしなければならないのではないかということでした。関係が薄ければ薄いほど、物理的な距離が離れていればいるほどこの負担感は大きくなります。「関わりたくありません」と協力を拒否されることも珍しくありません。

制度の概要や実務の運用を説明して心理的負担を小さくすることができたとしても、金銭的な負担に対する拒否反応は強いのが現状です。後見申立てにかかる実費（裁判所に提出する印紙や郵便切手など）は七郎さんの財産から支出することができ、申立人の自己負担はありません。ですが、申立て手続に関する司法書士への報酬（10万円程度）は、申立人に負担していただく必要があります。今回のケースでは分割払いで負担してもらうことに納得いただき、後見制度の利用を無事開始できました。

法定後見人の利用には時間がかかる！

法定後見制度は、本人の認知機能が低下してから利用するため、ACP、ALPの概念からすると、本人の意思を尊重しにくいという問題があると冒頭で述べましたが、制度が利用できるようになるまでに時間がかかる点も現場の負担を大きくしています。

利用申立てにおいて最も時間がかかるのが、必要書類の準備・関係者へのヒアリングです。制度を利用するにあたって、本人に関する各種の資料や聞き取りが必要になるためです。

法定後見制度の利用までの流れは**図6**のようになります。まず、書類を用意し、申立人が申請します。裁判所は申立人や成年後見人候補者、本人に対して面接を行い、その後、書類の内容や面接でのやりとりを基に審理が開始されます。審理では本人の精神鑑定が実施されることもあるほか、調査官による調査、親族への意向確認などが行われます。審理開始から法定後見人が決まるまでは、2〜3カ月程度かかります。

必要書類についてもご紹介します。法定後見制度は本人の財産管理・身上保護を行う制度ですから、本人の財産に関する情報、生活環境・医療ケアに関する情報、その他、人間関係に関する資料などを用意する必要があります。具体的には申立書類一式、戸籍謄本、住民票、後見登記をしていない旨の証明書、診断書、本人に関する書類などです。

財産に関する情報としては不動産や預貯金などで、通帳は本人が持っている全てが対象となります。不動産を所有している場合はその不動産の登記簿謄本、保険の契約をしている場合は保険の証書が必要です。加えて収入と支出に関する資料として、年金や保険料、固定資産税などの税金関係の資料なども必要です。生

図６　**法定後見制度の利用までの流れ**

3カ月程度

- ❶ 申立書類の準備
- ❷ 管轄家庭裁判所に申立
- ❸ 審理（審問・調査・鑑定など）
- ❹ 後見開始の審判
- ❺ 後見登記の嘱託
- ❻ 後見事務の開始
- ❼ 家庭裁判所に初回報告（財産目録・収支予定表など）

活環境については本人情報シートといって、本人の普段の生活に関して記載する用紙が用意されており、その記入が必要です。医療に関する情報として、医師の診断書も必要です。人間関係に関する資料としては、親族関係図や親族の意向確認書が提出書類の１つになっています。これらを提出することで、本人と親族の関係性や誰に財産管理と身上保護を任せるのがよいのかを裁判所が判断しやすくなります。

　このように本人にまつわる多くの情報を収集・提供する必要があるため、必要書類をそろえるだけで数週間から１カ月ほど時間を要することが珍しくありません。

　法定後見制度では、家庭裁判所が候補者の中から後見人を選びます。その候補者に親族が記載されているのは全体の4分の1程度となっています。ここからも身寄りのない方が法定後見制度を利用している状況が垣間見えます。親族以外の第三者として、どのような職種が法定後見人に選定されているかというと、4割弱が司法書士で最も多く、弁護士（3割弱）、社会福祉士（2割弱）が担っています。

【成年後見申立てにかかる費用】

十数万円※（内訳；専門職報酬＋家庭裁判所に収める実費
＋（場合によって、医師の鑑定料）

※ 申立てに必要な費用を助成する自治体もある

法定後見人が できること・できないこと

法定後見人の権限は法律で定まっており、財産管理と身上保護、家庭裁判所への報告の3つです。

①財産管理

成年後見人は、包括的な代理権を持ちます。その範囲は広く、遺言の作成や婚姻以外のほぼ全ての法律行為となります。具体的には預貯金や印鑑の管理 、収入支出の管理、遺産分割協議、不動産の売買契約、賃貸借契約などです。なお、本人の居住用の不動産を処分する際には、家庭裁判所の許可が必要になります。

成年被後見人は判断能力を欠く状況にあるため、成年後見人は、成年被後見人が行った財産に関する契約を取り消す権限を有します（ただし、日用品の購入その他日常生活に関する行為については取消権の対象外）。成年後見人が取消権を有することから、経済的虐待疑い事例で、成年後見制度の利用が検討されることもあります。

②身上保護

医療ケアに関する権限としては、医療・介護福祉サービスに関する事務、施設入退所に関する事務、住まいに関する事務が挙げられます。医療に関する事務として、入院契約の締結、医療費の支払い、治療の進行具合の確認などです。介護に関する事務としては、在宅介護サービスや施設入所契約、介護費用の支払い、介護サービスの監視などがあります。厚生労働省は後見人が選任されていれば、病院の入院時の身元保証は不要との見解を発表しているものの、いまだに、身元保証を求める病院では、後見人がその保証人になる場合もあります。住まいに関する事務としては、家のリフォーム契約の締結、本人が居住するアパート契約の締結などです。

③家庭裁判所への報告

重要事項は、その発生時に家庭裁判所への報告が求められますが、特に重要事項がない場合でも、基本的に年一度家庭裁判所に事務報告を行います。

Column

法定後見人のモヤモヤ

法律職は、本人確認と本人の意思確認に非常に気をつかっています。それを怠ると業務停止や業務禁止といった懲戒処分を受けることがあり得るからです。そのため、本人の意思確認ができないと判断した場合、その仕事依頼を断るのが一般的です。何をどこまで依頼されているかを具体的にした上で、その依頼を受けるのが大前提にあるため、意思を推定して仕事の依頼を受けることも許されません。

一方で法定後見人は、認知機能が低下したあとに依頼を受けるため、本来であれば許されない推定意思を支援者とともに考える必要があり、法律職の得意とする仕事の範囲を越えています。意思決定支援には関わらないという法定後見人が多いのは、契約の範囲を越えた仕事をすることが厳しく禁じられている業界にいることも影響しているでしょう。ただし法律職であっても、本人を取り巻くチームの一員として、本人の最善を目指して関わる必要はあるとも感じています。

任意後見のように本人の判断能力が低下する前から関係性を構築していくのであれば別ですが、判断能力が低下したあとに関与する法定後見では、本人が大事にしているピースが分からないのも実情です。家族や親密な友人などがいれば、そのような人たちとやり取りをすることで本人の価値観や選好を理解しやすく、また、本人を取り巻くエピソードから、ピースの存在に気付くこともできるでしょう。しかし七郎さんのように身寄りがいないケースでは、ピースを集めることが非常に難しいのが実情です。福井県のエピソードがご本人にとってどんな意味を持っているのか、最後まで推定することすらできませんでした。

ここがポイント

法律職の職業倫理では、本人の意思確認が絶対に大切。意思確認ができない場合、依頼を断る場合すらある。ここが、医療介護福祉職との違い。でも、ピースが集められなくて、モヤモヤするのは、法律職も同じ

以上のように、本人の財産を適切に管理し、本人にとって適切な医療ケアサービスを契約するのが成年後見人の役割です。また、法定後見人の報酬は、家庭裁判所が本人の資産額によって決定しています。本人の資産が少額で報酬を支払えない場合は、無報酬案件というものも存在しています。その場合、専門職報酬を補助する自治体も存在します。

後見人申立ての動機としては、財産管理が最も多いのが現状です。**図7**にあるように「預貯金の管理・解約」をすることで、身寄りがなく、支払い能力を失った患者・利用者さんが入院費や施設使用料を払いやすくするわけです。2番目に多い動機である身上保護は、病院の入院手続きや施設の入所手続きなどを指します。

すなわち、本人が利用を考えていたわけではなく、金銭的な必要性（生活費、施設入居費、利用料など）があって、本人の財産を移動させる必要があり、その際に「第三者」からの要請で成年後見制度を利用している、というのが現状です。“支払ってほしいお金”があるから法定後見人を利用しているとも解釈できますよね。成年後見制度は、その理念の一つに、「本人の意思と自己決定権の尊重」を挙げていますが（**図8**）、認知機能が低下したあとに初めて本人と向き合うため、この理念の実現はなかなか難しいというのが、本音です。

図7　成年後見制度の利用申立ての動機（出典：最高裁判所事務総局家庭局）

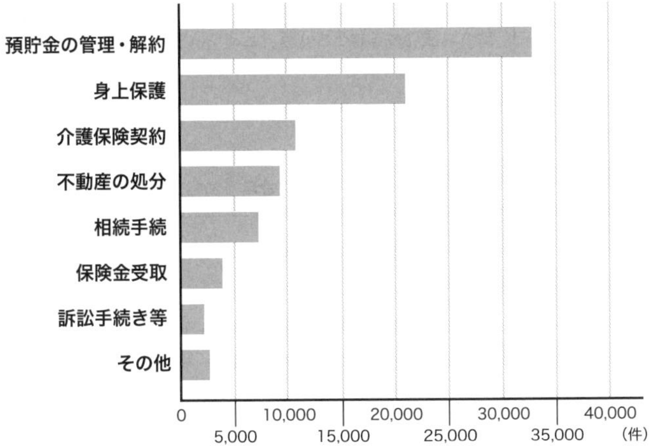

注意！ 後見人は医療同意の権限を持ちません

医療介護福祉職の中では、法定後見人に対して、本人の代わりに「何でも担う人」という期待が高いように感じています。しかし、法定後見人はあくまで上述した権限しか持ちません。例えば、法定後見人が医療同意を求められることがありますが、これは後見人の権限外です。医療介護福祉職同様、支援者の一人という位置づけであり、チームの一員ではあっても、代理決定者ではない点をご理解いただきたいです。

図8　成年後見制度の3つの理念

理念①　ノーマライゼーション

判断能力に障害のある人もない人も、お互いに支え合い、地域で生き生きと明るく豊かにくらしていける社会を目指す。

理念②　本人の意思と自己決定権の尊重

本人の判断能力が低下しているとしても、できる限り本人の意思を尊重しながら制度運用していく。

・民法第858条【成年被後見人の意思の尊重及び身上の配慮】
　成年後見人は、成年被後見人の生活、療養看護及び財産の管理に関する事務を行うに当たっては、成年被後見人の意思を尊重し、かつ、その心身の状態及び生活の状況に配慮しなければならない。

理念③　本人の権利保護、身上配慮、残存能力の活用

本人の財産を維持、保全することにより権利を保護するだけでなく、本人の身上に配慮し、本人の生活のQOLを維持・向上させるようにつとめる。

ただし、予防接種においては少し色合いが違っています。予防接種法では、親権者と後見人が保護者と定められており、予防接種実施規則において「予防接種を行うに当たっては、あらかじめ被接種者又はその保護者に対して、予防接種の有効性及び安全性並びに副反応について当該者の理解を得るよう、適切な説明を行い、文書により同意を得なければならない」と定められています。すなわち、予防接種においては成年後見人が同意の署名をできるわけです。

ただし、その場合でも家族、医療ケアチームなどと相談しながら、接種の要否を決めましょう、ということになっています。本人の身体の安全に関して、（たとえ家族であっても）他人が代理で意思決定することは無理を強いることです。あくまでも本人の意思決定支援の枠組みの中で、意思決定支援チームの一員として、接種の要否を本人に代わって考えるという位置づけが適切でしょう。なお、本人の判断能力がある程度残っている場合に法定後見制度で選任される保佐人・補助人や任意後見人は予防接種法における保護者には該当しないため、代筆はできても予防接種に同意する権限は認められていません。

＊　＊　＊

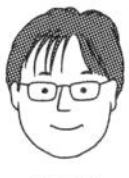
西川

法定後見人に関して解説してもらいましたが、医療介護福祉職から、法定後見人はどのように見えていますか。

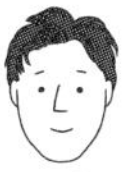
小島

個人的には、特に法律職が担っている場合、法定後見人はとてもドライという印象です。

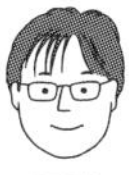
西川

ドライとは、どういう意味でしょうか。

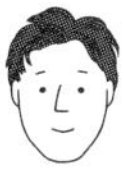
小島

私たちMSWは、介護職も同様だと思うのですが、患者・利用者さんの希望を叶えてあげたいという思いが強いです。しかし、後見人が付くと本人が使いたいようにお金が使えなくなります。それは、本人が破産しないための管理であり、「理（理論、理屈）」ではよく分かります。しかし、「情（感情）」が少ないと「ドライ」ですよね。

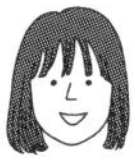
大城

余命が限られ、預貯金がなくても「宝くじを買って夢をみたい」という方がいました。医療費が払えない可能性があるような状況でも、「夢をみたい、そうやっていままで生きてきた」と言われると、「宝くじを買うのを手伝ってあげたい」という気持ちになりました。でも、法定後見人は、そんなことできないですよね。

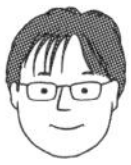
西川

それ、まさにACPでいうところの「情」と「理」の狭間のモヤモヤですね。医療では本人の希望があっても、医学的に無益なことはしないことになっています（**図9**）。法律職がドライと感じるのは、法律職にも同様の考え方があるからではないでしょうか？

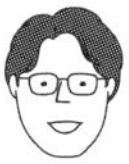
福村

本人にとって無益な財産管理はしない（**図10**）のが後見人の役割で、法律職はそこを死守しようと考えます。そのため、判断力が低下している方に「宝くじを買いたい」と言われても、それは「本人にとって無益」と考え、その希望を汲み上げることはまずないでしょう。本人の希望を最優先したいという介護福祉職と価値観がずれるところかもしれません。ただ、「情」の大切さに気付いている法律職もいますので、判断力が低下した状態での本人の希望とどう折り合いをつけていくか、今後、模索する必要があると思います。

ここがポイント

本人の願いでも、無益な医療はできないし、
無益なお金サポートもできない
（でも、情があるからモヤモヤする）

図9　本人の意思・医学的無益・医学的有益の関係

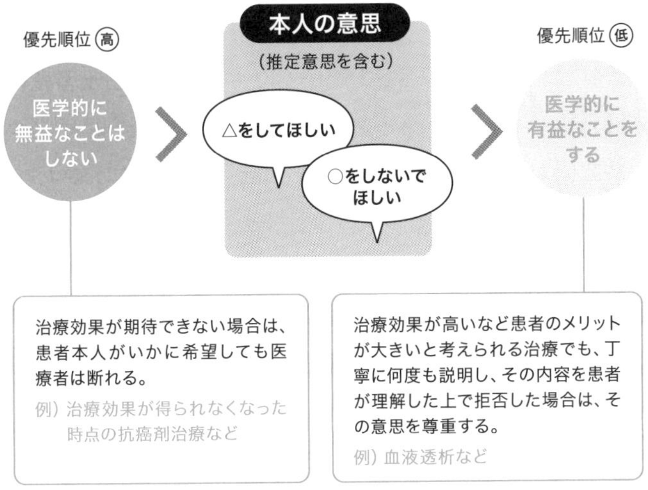

図10　本人の意思と財産管理の関係

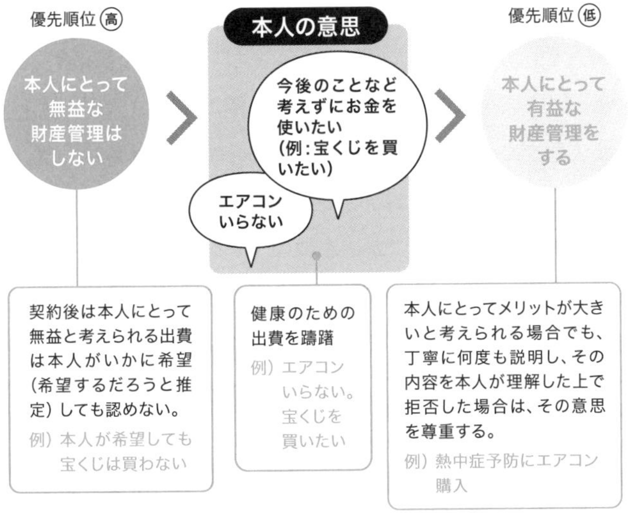

「生前」も「死後」も使える -家族信託-

頼りの姪っ子に託し
判断力低下後に施設入所

ここがポイント

- 信頼できる人に財産管理を託すのが家族信託
- 国の監督はなく、「信頼関係」が重要
- 「家族信託」はあくまで財産管理のみの契約であり、行政手続きや医療手続きは対象外

ACPとの共通点

家族信託の受託者は代理決定者（代弁者ではなく）にそっくり！ 本人のために、受託者は財産を管理し、代理決定者は医療選択を行う

成年後見制度、特に任意後見制度と比較されるのが、家族信託（民事信託）です。家族信託は、家族や親族の中から信頼できる人を指定して、契約で決めた部分の財産管理をゆだねることができる仕組みです。認知機能が低下する前から契約を発効でき、死亡したあとも契約を続けることができるため、「生前」も「死後」も使える制度といえます。ただし後見制度と異なり、国の監督が入り

図1　家族信託（民事信託）の仕組み

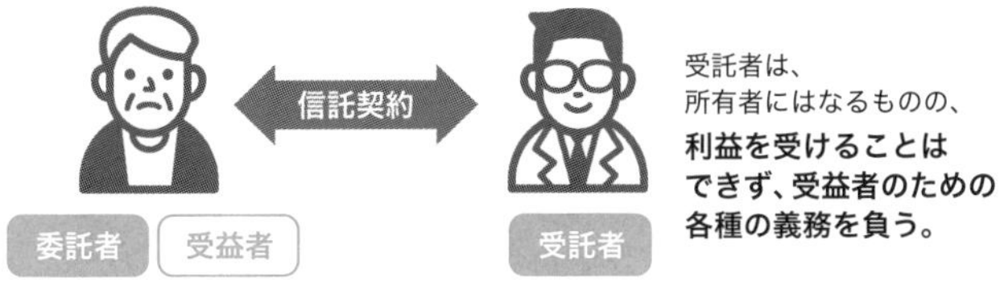

ません。家族内で、国の監督なしに財産管理をしたい方のニーズに沿う制度です。

信託した財産は、本人から託された人に所有権が移ります。後見人のように本人の代理人になるわけではなく、託された人が財産の所有者になります。ただし、贈与ではありません。実質的な所有者は本人のままである点が、家族信託のキーポイントです。託された人は、財産の所有者として財産を管理・運用・処分できますが、あくまで「本人のために」本人の意思を尊重しながら、本人の財産を管理していくのが家族信託の活用方法です（**図1**）。

家族信託は、次のような場面で強みを発揮します。例えば託された不動産を売却しようと思った場合、不動産屋には託された人が出向いて契約すればよく、本人不在でも構いません。仮に本人の判断力が低下して、一人で契約できない場合であっても問題なく不動産を売却できます。

家族信託の仕組みを利用していなければ、本人に判断力がないとみなされた場合、不動産を売却するには法定後見制度を利用する必要が出てきます。このように将来本人の判断能力が低下した後でも、法定後見制度を利用することなく、財産を託された家族や親族の判断で本人の財産を管理処分できるようにするのが家族信託の仕組みです。本人が亡くなっても何代かにわたって財産管理の仕組みを続けることも可能です。

夫に先立たれ、子どももいない和子さんを例に解説します。

事例 **和子さん　80歳女性**

- 脳梗塞後の後遺症のため、訪問診療を受けながら自宅で過ごしている
- 夫は既に他界し、子どももいない
- 近所に住む２人の姪を頼りにしている
- 自宅（ローン完済）でできる限り長く暮らしたいが、それが無理になった場合は、自宅を売却して施設に入所したい。ただしその際、自分で売却契約などの手続きを行える自信がない
- 年金収入で介護保険サービスを受けている。預貯金はほぼない

和子さんは、将来、自宅で一人暮らしが難しくなったら、自宅を売却し、そのお金で施設に入所したいと考えています。ただし、将

来、認知機能などが低下し、売却の手続きができるか不安に思っていました。姪を頼りにしているということなので、自宅を家族信託として、姪の１人にゆだねることを提案しました。

【和子さんにお勧めした具体的な対策】

・家族信託
　内容：姪の1人に自宅を家族信託し、認知機能低下時に売却してもらう

和子さんは預貯金がほとんどないので、長く安定的に生活していくには自宅の売却を検討する必要があります。自宅の名義は和子さんなので、売却時には和子さんが契約できるだけの判断能力が求められます。もし売却する意思が確認できないほど判断力が低下している場合は、契約をしても無効となり法定後見制度を利用して売却するしか手段はありません。そうすると後見制度の契約などの時間も必要になり、実際に売却が完了するまで時間がかなりかかることになりかねません。

そこで、家族信託の仕組みで自宅を姪に託し、姪の判断で売却できるようにし、売買代金は恵子さんのために使えるようにしました。そして、売買代金の余りがあれば、恵子さんが亡くなったタイミングで姪２人に均等に引き継いでもらうことにしました。家族信託しておくことで、一人で生活できなくなるギリギリまで自宅で生活したいという恵子さんの願いを叶える準備ができました。

＊　＊　＊

西川

和子さんの事例は、生活（お金）が医療ケアの選択に影響している好例ですね。

福村

最期まで自宅で過ごすのは不安なものの、できるだけ今の生活を維持したいとの考えは、価値観ピースであり医療ケアピースです。加えて、生活（お金）ピースにも関連してきます。

大城

生活（お金）、価値観、医療ケア、関係性の４つのピースが関連し合っているのがよく分かりますね。最終的な医療ケア選択の希望を叶えるには、生活（お金）ピースが重要な事例です。ところで、なぜ姪を頼りにしているのでしょうか。

福村

姪は自分の妹の娘で、妹と一番仲が良かったので妹家族と旅行に行ったり、妹家族が仕事で忙しいときに面倒をみたり、家族ぐるみの付き合いが一番深く、子どものようにかわいがってきたからだそうです。過ごした時間の長さや思い出の数も影響しているかもしれません。

大城

姪のうちの１人に信託したのに理由はありますか。

福村

思い出の話になって、自分によく懐いていて「和子ちゃん」と呼んでくれていたなど、お話ししてくれました。あだ名・愛称で呼ぶのは親近感の表れでしょうかね。

＊　＊　＊

数年後、和子さんは自宅で転倒し、大腿骨を骨折。緊急入院することになりました。入院中に認知機能が低下し、また、和子さん自身が「一人で家で過ごすのは不安」と口にするようになったことから、リハビリ後は施設に入所することとなりました。

信託を受けていた姪は、同時に自宅の売却手続きを開始し、早々に買い手が見つかったことから、和子さんは、そのお金で自宅近くの施設に入所できました。月々の費用も自宅の売却で得たお金で賄うことができ、和子さんは「ここのご飯はおいしいよ。早くこっちに来ればよかった」と笑顔を見せています。

高齢者の場合、できるだけ長く自宅にいたいという本人の希望を実現しようとすればするほど、判断力や財産管理能力の低下というリスクも増していきますので、このリスクを念頭に置いた対策が必要となります。

ただし、家族信託は財産管理のみが契約の対象で、成年後見制度が対象とする行政手続きや医療ケアに関する契約手続きは、契約の範囲外です。そこが任意後見制度と大きく異なる点といえます（**表1**）。

＊　＊　＊

表1　家族信託（民事信託）と任意後見の比較

比較項目	家族信託	任意後見制度
いつ契約をするか	判断能力がある元気なうち	判断能力がある元気なうち
いつ契約の効力が発生するか	契約を結んだとき（条件をつけることも可）	判断能力が衰えて、任意後見監督人の選任申立をしたとき
財産を管理する人は誰か	自分で決めた人	自分で決めた人
頼める範囲	信託した財産管理のみ（行政手続や医療に関する手続きは含まれない）	行政手続や医療に関する手続きから、全ての財産管理まで
管理者への報酬	任意に決めることができる	任意に決めることができる
監督機関	必須ではない	裁判所。任意後見監督人が必ず裁判所によって選任される
財産管理の深さ	処分や投資的な行為も可能	基本的には現状維持
遺言の機能をつけられるか	可能	不可
初期費用、ランニング費用	初期：30万円〜 ランニング：契約による	初期：10万円〜20万円 ランニング：契約による 監督人報酬：1万円〜/月

家族信託の方が自由度が高いが、
監督機関はないのでベースに信頼関係が必須

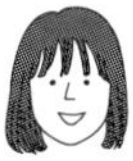
大城

家族信託には行政手続きや医療に関する手続きは含まれないということですが、そもそも家族だから入院や施設入所時の書類は書けますよね。あと、死亡届も。

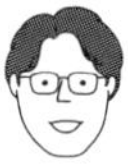
福村

はい。そうですね。それらは家族が家族の立場でカバーすることになります。

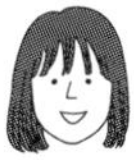
大城

家族信託の目的は財産管理ということですが、例えば、この和子さんの自宅の買い手が見つからない場合はどうなりますか?

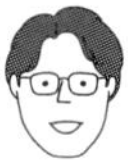
福村

買い手がつかない場合はそのままの状態が続きます。そのため、売れるまでに時間がかかりそうな物件を家族信託として、託された人の判断で早めに売却手続きを開始することもあります。

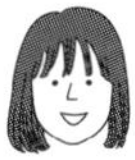
大城

使い込みされる場合もあり得ますか。

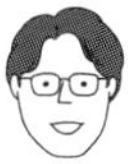
福村

託してもらった人が使い込む危険性はあります。国の監督がない制度ですから。

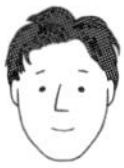
小島

家族・親族の仲が良く、信頼関係がある場合に適した制度のようですね。

番外編

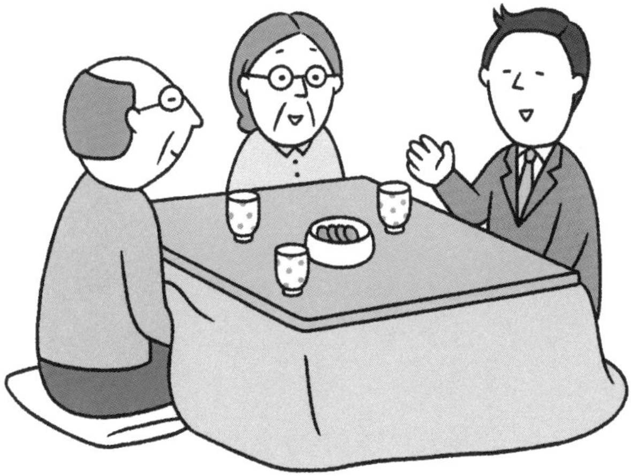

法律職によるコミュニケーションの実際
-任意後見制度- その2

3人の子ども
誰にも頼りたくない
80歳男性の真意

ここがポイント 司法書士だって、コミュニケーションスキルを駆使している

ACPとの共通点

反復、沈黙のスキルを駆使したコミュニケーション、人生の物語り「ピース」を大切にしながら本人にとっての最善を考えることが、ALPでもACP同様に大切

司法書士（福村）は、どのように依頼人と対話しているのでしょうか。ACPのためのコミュニケーションスキルは、ALPにも活用されています。子どもがいても「頼りたくない」という八郎さんを例に見てみましょう。

事例　**八郎さん　80歳男性**

- 3カ月前にジムで転び、腰椎を圧迫骨折し、急性期病院とリハビリ病院に2カ月半入院した後、退院
- 要支援2で、訪問介護士が買い物を週3回支援
- 2度結婚し、初回の結婚で長女、2度目の結婚で長男、次男をもうけるが離婚し、マンションで一人暮らし。子どもたちには頼りたくないと考えている

八郎さんは、数年前まで元気な高齢者を自負していましたが、視力が低下して読み書きに負担を感じるようになってきたそうです。「自分が書いた文字が震えているのを見ると、力が落ちてきたことを実感する」とも話していました。車を運転してゴルフに行くことを楽しみにしていましたが、視力が低下し道路標識や信号が見づらくなり、ナビも文字が小さくて判別しづらくなったので運転免許証も返納し、近くのフィットネスジムで身体を動かすことを日課にしていたところ、ジムの入浴施設で転倒して腰椎を圧迫骨折し、入院してしまいました。

そのことがきっかけで、終活を始める必要性を実感。身の回りの資料を整理しつつ、訪問介護士におひとりさまの終活はどう進めるべきかを相談し、訪問介護士より司法書士を紹介された事例です。私（福村）は以下に示すような対話を通して、認知機能が低下した際に活用できる任意後見制度などについて解説しました。

福村：八郎さん、こんにちは。司法書士の福村です。今日はよろしくお願いします。 挨拶

八郎：福村さん、こんにちは。八郎といいます。私も年を感じることが多くなってきましてね、身の回りの整理を始めていたんです。

福村：年を感じることが増えてきたんですね？ 反復 とってもお元気そうに見えますよ。

八郎：いやいや、そうでもないんです。字も下手になって。書類を読んでも頭に入らなくて。

福村：そうなんですね。きれいな字を書いておられると思いますよ。やり取りもバッチリできてます。

八郎：年には勝てないなと思います。

福村：年には勝てない、ですか 反復 。何か気になることがあるんですか？ 気がかりを問う

八郎：今後の生活のことですね。

福村：今後のことですね 反復 。生活のことですか？ ご家族のことですか？

八郎：そうです。子どもたちに迷惑をかけずに生活していきたいんです。

福村：子どもさんたちに迷惑をかけずに生活したいんですね 反復 。お金の管理とか、病院のことが気になりますか？ 八郎さんだけでやれるだけやりたいんですね？

八郎：そうなんです。できるだけ自分でやりたいんです。

福村：そうですか、では家系図を書きながらお話をうかがって

いきますね。生活のことやお金のことを聞いていきますけどいいですか？ 承認 たくさん教えてもらった方が八郎さんに合った提案をできるんです 依頼者利益明示 。よろしくお願いします。

八郎：はい、大丈夫です。よろしくお願いします。

福村：八郎さんは今お一人でしたね。奥さんと子どもさんは？

八郎：はい。一人暮らしです。妻とは離婚しました。子どもは3人です。長女、長男、次男です。子どもたちの母親は違います。2度離婚したんです。

福村：そうなんですね、ありがとうございます。こんな家系図になってきました。合ってますか？

八郎：はい、合ってます。

福村：では、ここに生活とお金のことを付け足していきますね。 お金 八郎さんは介護認定を受けていますか？

八郎：はい、要支援2です。 要支援・要介護

福村：要支援2なんですね 反復 。どんなサービスを受けていますか？

八郎：ジムで腰を圧迫骨折して重い物を持てないので、ヘルパーさんに買い物を週3回、お願いしています。

福村：そうなんですね。ありがとうございます。他にサービスを受けていますか？ 大きな病気はされていませんか？

八郎：心臓が悪いです 疾患 。狭心症で手術したことがあります。ステント手術。血管3本が狭くなってて、1本だけ手術できて、あと2本は硬くて手術できなかったんです。

福村：心臓に持病があるんですね 反復 。お薬も飲んでいますか？

八郎：何種類か飲んでいます。

福村：なるほど、要支援２で、お医者さんにもかかっている状況ですね。次に、お金のことも聞かせてください。八郎さんは年金が主な収入ですか？ 年金

八郎：はい、そうです。年金です。

福村：おいくらくらいですか？ 毎年年金の支給額が決まったよという通知があるんですが、もし今あれば見せていただけますか？ なるほど、月々にすると○万円になりますね。毎月の生活はまかなえていますか？

八郎：そうですね。大丈夫です。

福村：そうですか。もう少し具体的にしますね。家計簿を作るイメージです。細かくお伺いさせてください。食費はどれくらいですか？ 電気代、ガス代、水道代はどうですか？ 携帯代は？ 生命保険や医療保険は？ 固定資産税などの税金は？……はい。毎月の家計簿ができましたよ。 家計簿 年金をやりくりして生活するのはちょっと足りないかなと思います。このお家は持ち家ですね。預貯金はおいくらぐらいですか？ 預貯金

八郎：ちょっと足りないですか。銀行はこことここです。だいたいこれくらい入っています。

福村：なるほど、これくらいの額ですね。見せていただきありがとうございます。ところで八郎さん、八郎さんは何歳まで生きたいと考えていますか？ あと何回誕生日をお祝いしま

しょう？

八郎：何歳まで、ですか？

福村：はい、そうです。「あと何年は元気で暮らしたい」という願いです。

八郎：そうですね、米寿までは元気でいたいなと思います。

福村：米寿ですね 反復 。あと10年くらいは元気で暮らしていたいということですね。分かりました。今、八郎さんは一人暮らしで、できる限りそれを続けたいけれど、不安があるんですよね？ これからの10年間の過ごし方を考えていきましょう。病気のために家から出られなくなったり、認知症になるとお金の管理が難しくなってくると思います。八郎さんはどなたが一番頼りになりますか？

八郎：うーん。子どもたちには迷惑をかけたくないんです。

福村：子どもさんに迷惑をかけたくないんですね？ 反復

八郎：はい。子どもたちに何でもおんぶにだっこではいけないので、できる限り一人でやりたいんです。それが難しくなったら第三者の力を借りたい、福村さんが力を貸してくれるならありがたいです。

福村：そうなんですね。なぜ迷惑をかけたくないんですか？

理由を問う、深掘り

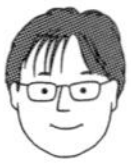

西川

挨拶から入り、丁寧に反復を繰り返しつつ、気がかりや経済状況、現病歴や介護の状況などを丁寧に聞き取っていますね。対話では「子どもたちに迷惑をかけたくない」というキーワードが何度か出てきました。また、徐々に司法書士への信頼感が高まり、「第三者の力を借りたい、福村さんが力を貸してくれるならありがたいです」という発言もありますね。

このように信頼関係が構築できたところで、「なぜ迷惑をかけたくないんですか?」と一歩踏み込んだ質問をすることで、その後、八郎さんからピースが溢れだします。自分の話をしっかり受け止めて聞いてくれる人と感じたからこそ、次の発言が出てきたのではないでしょうか。また、以降の会話では「そうなんですね」「そうでしたか」という手抜き?反復が増えていますが、既に、八郎さんの心をつかんでいるため問題はないようです。

八郎：子どもたちは母親が違うんです。長女は母親が育児ノイローゼになってしまって、それで離婚して。私も娘を育てられないから、和歌山の私の両親に育ててもらったんです。両親とはそれなりにやり取りをしていました。私は母の考え方に近いんですが、教師だった父とはそりがあわなくてね。でも、どういうわけか長女は私の父と気が合うようで、お祖父ちゃん子なんです。父が教師だったので、長女に関しては経済面な不安はなかったです。私の家系は医者が多くてね、でも、私は医者にはなれなかった。それなりに勉強はできたけど、医者になれるほどではなくて比較されたな～。若い頃は仕事にも苦労して、ようやく人並みに暮らせるようになったというのがこれまでの生活です。この家は思い入れがあるんです。私なりに頑張って買った家なので。できるだけ長くこの家で過ごしたいんです。

福村：そうなんですね 手抜き反復 。八郎さんのこれまでが詰まったお話ですね。長男さんと次男さんはどうでしたか？
深掘り

八郎：長男と次男の母親は金遣いが荒くて、私の名前でサラ金から金を借りたりして、返済も大変でした。どこからいくら借りているかも分からなかったしね。私も頑張って働いたんだけど、長男と次男は大学に行かしてやれなかったんです。私は昔、かなり貧く、仕事優先で親子のふれ合いもなかったです。当時は何もおかしいと思わなかったけど、今から思うと会話もなかった。長女はね、私の両親が短大まで通わせたんです。何回か職を変えていますが、転職に困らずに何とかできました。長男は美容用品の卸売をしています。長男だけ結婚して孫もいてね。孫にはこの家を継いでもらいたいな〜。次男は学生の頃からアルバイトで新聞配達をして、朝早くから働いていました。今も新聞配達の仕事についています。私は、毎日毎日早起きして高校卒業まで頑張ったその努力を他に使えばいいと思って、何度も他の仕事を探してみたらどうかと言ったんです。でも次男は聞かなかった。今どう思っているんだろうね。ひょっとしたら後悔しているかもしれないね。

福村：そうでしたか。 手抜き反復

八郎：だから、私は子どもたちに迷惑をかけたくないんです。散々小さいときから子どもたちに迷惑かけてきましたから。

福村：子どもさんたちに迷惑をかけてきたと思うから、今後は子どもに迷惑をかけたくないんですね？

八郎：そうなんです。だから子どもたちじゃなく、司法書士さんに頼めるなら頼みたいんです。

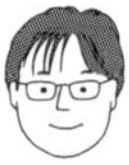

西川

まずは気がかりを明らかにし、それを深堀りし、本人のピースを受け止めた上で、次にようやく、任意後見の説明となります。これ、とても大切ですね！

福村：なるほど、そうすると、任意後見契約という仕組みがよいかもしれません。この仕組みは、八郎さんがお元気なうちは使いません。将来使う仕組みです。将来、八郎さんの判断力が低下すると、お金の管理や介護の契約が難しくなりますよね？ そのときに、後見人といって八郎さんを支援する人をあらかじめ決めておくのです。八郎さんがこの人に頼みたいと思う人を選んで、何を頼むかを具体的に決めていきます。公証役場という役場で八郎さんと八郎さんが選んだ人が契約して、将来必要になった時に仕組みを活用します。八郎さんが決めた人がキッチリ仕事をしているかをチェックするために、任意後見監督人といって、その仕事内容をチェックする人を家庭裁判所（国）が選ぶことになります。もし、気が変われば、任意後見の契約を解除することができますよ。実際に任意後見の仕組みが発動する前であれば、いつでも公証役場で解除できます。

任意後見はもしものときの備えの仕組みで、もしものときに私が頼りになるかどうかちゃんと見極める時間が必要です。実際に契約するまでの間、八郎さんと私の信頼関係を作っていく時間を重ねていきましょう。

このように私（福村）がかかわる事例では、生活やお金のことをお伺いしながら、こちらへの要望を確認しています。相談者の日常生活をどう守るかを考える上で、お金の話は切っても切れませんので生活費、保有資産に関する質問をしています。

私は質問では、財産を調査し、当面の生活費を確保し、年間の収支計画を立てるという後見人の職務の流れを意識しています。この質問をすることで、もし将来後見申立てを行うことになった場合でも、スムーズに準備ができると考えています。

また、医療やケアに関する事項を質問してからお金の質問をしています。いきなり「お金はいくら持ってますか？」なんて質問に答えてくれる人はいませんので、医療や介護にかかる費用を聞き、本人の価値観や選好をお伺いし、さらに日常生活に必要な費用を加えていき、全体的な収入と支出を確認します。

「何歳まで生きたいですか？」「あと何回誕生日をお祝いしましょう？」と問い掛けることで、これから先、どこで生活するか、それにはどのくらいお金がかかるかを考えてもらいます。もちろん、この質問は相手との信頼関係や場面を見極めた上でしています。「すぐ死にたい」と答える方もいます。そんなときは、その理由を聞きます。「生きるのがつらい」との答えが多く、「何がつらいのか？」を明確にし、制度の活用で解決できないか検討しています。

ここがポイント
「いつ死にたいか？」じゃなくて、「何歳まで生きたいか？」「あと何回誕生日をお祝いしたいか？」を聞く高齢者施設には様々な種類があり、負担する費用も大きく異なります。そのため、本人の願いとお財布事情のバランスを考慮しながら、現実的な選択を一緒に考えていきます。

親子間でお金の話をすることが少ないのが今の日本の現状ではないでしょうか。お金やお墓、相続のことは話しにくいことだと思います。そんなときに法律職を活用していただき、法律職がお財布事情を「見える化」して家族内で共有すると、漠然とした不安を具体的な課題に変えることができるかもしれません。

医療介護福祉職に知ってほしい法律職の現状

われわれ法律職は意思確認と本人確認を最重視しています。本人の意思が契約するのに十分かどうか、確固たるものかどうかを常に意識しています。しかし、疾患が意思決定能力に与える影響は分かりません。そのため、医療介護福祉職と連携しつつ、意思決定能力を確認するしかありません。

また将来、任意後見人の仕事をする上で、本人の価値観や選好を知っておきたいとも考えています。そのため医療介護福祉職のチームに入れてもらい、本人の人となりを知る機会をいただきたいのです。サービス担当者会議などに任意後見人も呼んでいただけると、本人のお財布事情を考慮に入れた現実的なケアを一緒に考えられると思います。

おわりに

この本に興味を持っていただき、そして、最後まで読んでいただき、本当にありがとうございます。

いま、皆さんはどんなお気持ちでしょうか。

ACPとALPがこんがらがってしまった方もいるかもしれません。法律用語を難しく感じた方もいらっしゃるのではないでしょうか。一方で、生活（お金）ピースがACPにもALPにも関係していることや、そのピースを丁寧に扱うことで、患者・利用者さんの願いが叶うことに気がついた方も多いと思います。

皆さんは、この本を通して多くの制度を学びました。いくつ思い浮かぶでしょう。遺言、死後事務委任、任意後見制度、家族信託、見守り契約、財産管理委任契約、法定後見制度など、医療介護福祉職にはなじみの薄い、多くの制度が出てきましたね。すぐには覚えられないかもしれません。でも、それでいいんです。

制度は「手段」であって、「目的」ではありません。大切なのは、「患者・利用者さんの願いを叶える」というケアの目的を忘れないことです。この目的さえ見失わなければ、大丈夫です。「手段」は必要になったときに調べたり専門家に聞けばいいのです。

とはいえ読者の皆さんは、この本で、人生の最終段階にある方をケアする上で基本となる制度の知識を得ました。加えて生活（お金）ピースを意識したケアの実際も、多くの事例を通して追体験しました。その経験が、明日からの皆さんのケアに役立つと信じています。

ぜひ、明日から、ピースを集めて、持ち寄り、つなぎ、ACPだけでなく、ALPもあわせて実践し、患者・利用者さんの想いを叶えるケアを一緒に進めていきましょう。

医療介護福祉職と法律職が、連携するからこそ、できることがあるはずです。

2022年8月　福村雄一、大城京子、小島秀樹、西川満則

Profile

福村雄一

司法書士。2006年神戸大法学部卒。2011年司法書士登録。2017年、司法書士法人山西福村事務所を設立。一般社団法人民事信託監督人協会理事、一般社団法人おひとりさまリーガルサポート理事。NPO法人Code for OSAKA監事

大城京子

（株）Old-Rookie快護相談所和び咲び副所長。主任介護支援専門員。2000年愛知県総合看護専門学校卒。老人保健施設勤務、デイサービス管理者を経て、2013年より居宅介護支援事業所の管理者を務める。2019年より現職

小島秀樹

国立長寿医療研究センター在宅医療・地域医療連携推進部地域医療連携室医療社会事業専門員（MSW）。2009年日本福祉大卒。慢性期病院のMSWを経て、2015年より現職

西川満則

国立長寿医療研究センター医師。1995年島根医大卒。愛知国際病院ホスピス、名古屋大学呼吸器内科を経て、2000 年同センター着任。2011年より現職

ACP《アドバンス・ケア・プランニング》と切っても切れないお金の話

2022年10月3日　初版第1刷発行

著　者　福村雄一、大城京子、
　　　　小島秀樹、西川満則
編　集　日経メディカル
発行者　田島　健
発　行　株式会社日経BP
発　売　株式会社日経BPマーケティング
　　　　〒105-8308
　　　　東京都港区虎ノ門4-3-12

イラスト　平井きわ
デザイン　株式会社ランタ・デザイン
印刷・製本　中央精版印刷

ISBN978-4-296-20011-5